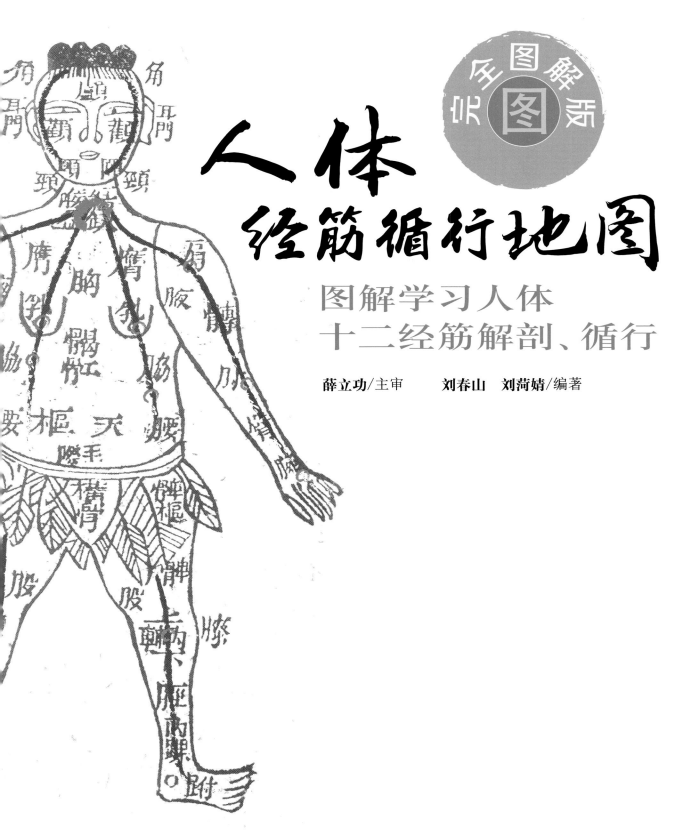

完全图解版

人体
经筋循行地图

图解学习人体
十二经筋解剖、循行

薛立功/主审　　刘春山　刘菏婧/编著

中国科学技术出版社
·北 京·

图书在版编目（CIP）数据

人体经筋循行地图 / 刘春山，刘菏婧编著．—北京：中国科学技术出版社，2016.11（2022.6 重印）
ISBN 978-7-5046-7296-4

Ⅰ．①人… Ⅱ．①刘… ②刘… Ⅲ．①经筋－穴位疗法－图解 Ⅳ．① R245.9-64

中国版本图书馆 CIP 数据核字（2016）第 266385 号

策划编辑	焦健姿	
责任编辑	黄维佳	王久红
装帧设计	华图文轩	
责任校对	龚利霞	
责任印制	徐 飞	

出　　版	中国科学技术出版社
发　　行	中国科学技术出版社有限公司发行部
地　　址	北京市海淀区中关村南大街 16 号
邮　　编	100081
发行电话	010-62173865
传　　真	010-62173081
网　　址	http：//www.cspbooks.com.cn

开　　本	889mm×1194mm　　1/16
字　　数	165 千字
印　　张	11.5
版　　次	2016 年 11 月第 1 版
印　　次	2022 年 6 月第 5 次印刷
印　　刷	天津翔远印刷有限公司
书　　号	ISBN 978-7-5046-7296-4/ R・1944
定　　价	59.00 元

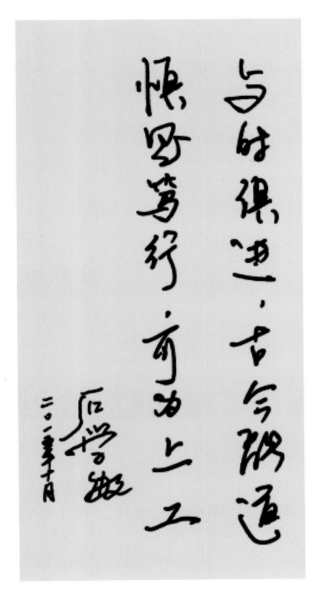

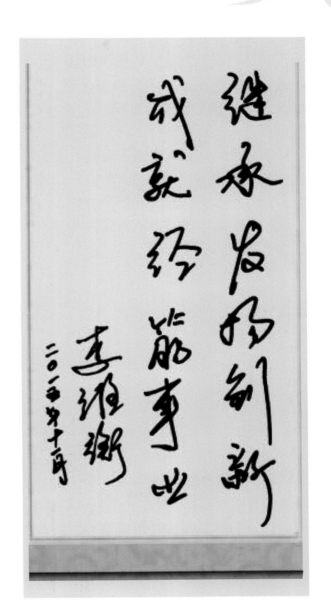

■ 中国工程院院士石学敏题词　　　　　　■ 中国针灸学会名誉会长李维衡题词

▶ 程　序

吾每阅《灵》《素》而慨曰：古之官针有九，而今多不备。幸有薛立功君，勤求古训，研读《灵》《素》，发九针微义，制长圆之针，著《中国经筋学》，"解结"针法始重见天日。七载以下，经筋理论，深入民心，远播海外，循其所论，每于顽痛，多能取效。现经筋事业蓬勃发展，从业人员良莠不齐；取其精华，弃其糟粕，规范标准，亟待进行。

今有春山先生从继承、发扬、整理、提高中医学的目的出发，发掘《内经》原著，从临床实践出发，以经筋学为经，现代解剖学为纬，中西合璧而著《人体经筋循行地图》。

本书图文并茂，理论与实践相结合，使学者可按图索骥，心有准则。可喜可贺，故乐为之序。

中国工程院院士
中国针灸学会副会长　　程莘农

己丑年冬月于中国中医研究院

▶ 吴　序

本书集作者20余年针灸、针刀、微创、推拿之经验，将《内经》理论加以发微，对经筋的有关"横络""筋结点"等方面在认识上有所突破，在实践上有所体会，提出了经筋循行、局解思路。特别值得称道的是作者将经筋理念与现代神经、血管、肌肉、骨骼等相关知识紧密结合，使传统的经筋理论更形象、直观、具体、科学。

本书写作方法新颖，侧重以图说文，以文解图，图文并茂，互为对照，将抽象的经筋理论用具体生动的表达方法进行描写，使读者易学易解易用。

本书适用于中医针灸、推拿、针刀、微创、骨伤等学科专业人士学习与参考，对广大中医爱好者来说也是一本很有价值的临床读物。此书也可作为工具书收藏。

相信此书的出版，将对中医针灸特别是对经筋病临床应用与研究提供有益的帮助。

中国中医科学院教授、主任医师、博士生导师
中国针灸学会经筋分会副主任委员　　吴中朝
中国针灸学会针灸灸法分会副主任委员

己丑年冬月于中国中医研究院

目　录

▶ **经筋循行结聚** ·· 1

手少阳经筋　足少阴经筋 ·· 1
手太阴经筋　手少阴经筋 ·· 2
足阳明经筋　手阳明经筋 ·· 3
足少阳经筋　足太阴经筋 ·· 4
手太阳经筋　足太阳经筋 ·· 5
手厥阴经筋　足厥阴经筋 ·· 6

▶ **足太阳经筋** ·· 7

趾趾5/7	合阳次/14	内殷上/20	中膂俞次/28	肝俞次/32
束骨次/8	合阳内/15	外殷上/20	膀胱俞次/28	胃脘下俞次/33
京骨次/9	合阳外/15	承扶次/21	小肠俞次/28	膈俞次/33
申脉次/10	委中次/16	外承扶/22	关元俞次/29	督俞次/33
昆仑次/10	委阳次/17	环跳次/23	大肠俞次/29	心俞次/34
女膝次/11	阴谷次/17	秩边次/23	气海俞次/30	厥阴俞次/34
泉生足次/11	浮郄次/18	志室次/24	肾俞次/30	肺俞次/34
承山次/12	直立次/19	肓门次/25	三焦俞次/30	风门次/35
承山内/13	内直立/19	中焦俞次/25	胃俞次/31	大杼次/35
承山外/13	外直立/19	腰椎1-5横突/26	脾俞次/32	下髎次/36
承筋次/13	殷上次/20	白环俞次/27	胆俞次/32	中髎次/37

[编者注] 次的来源：根据张介宾《内经》里注释的十二经筋，传统针灸学都是按照经脉的角度去注释，曰"足太阳之筋，起于小趾，上结于踝，结于昆仑之次"，实际临床上的损伤，真正的问题在腱鞘上，所以称为"昆仑之次"，临床上把"之"去掉，叫作"昆仑次"，"次"是在腧穴旁的肌肉韧带抵止点处，其在筋骨之上，有别于腧穴，故以邻近腧穴名加次而命名。在生理状态下，就是一个正常的结点，这个点在正常的生理范围之内称为"筋结点"，病理状态下称为"结筋点"。

次髎次/37	腰₅棘突/40	胸₉棘突/43	胸₁棘突/45	天柱次/49
上髎次/37	腰₄棘突/40	胸₈棘突/43	颈₇棘突/46	玉枕次/49
骼后上棘/38	腰₃棘突/41	胸₇棘突/43	颈₆棘突/46	百会次/50
骶₅棘突/38	腰₂棘突/41	胸₆棘突/44	颈₅棘突/47	阳白次/51
骶₄棘突/39	腰₁棘突/41	胸₅棘突/44	颈₄棘突/47	攒竹次/51
骶₃棘突/39	胸₁₂棘突/42	胸₄棘突/44	颈₃棘突/47	印堂次/51
骶₂棘突/39	胸₁₁棘突/42	胸₃棘突/44	颈₂棘突/48	鱼腰次/52
骶₁棘突/39	胸₁₀棘突/43	胸₂棘突/45	颈₁棘突/48	

▶ 足少阳经筋 ··· 53

趾趾4/53	成腓间/60	健胯次/65	食窦次/68	天牖次/73
下丘墟/54	成骨次/60	腰宜次/65	天溪次/69	完骨次/73
丘墟次/54	风市次/61	腰眼次/65	气户次/70	风池次/74
光明次/55	上风市/61	京门次/66	缺盆次/71	率谷次/74
陵下次/56	髀枢/62	章门次/67	气舍次/72	承灵次/75
阳陵次/57	髀枢上/63	腹哀次/67	天突旁/72	正营次/75
陵后次/58	髀枢内/63	日月次/67	天鼎次/72	目窗次/75
腓骨小头/59	中空次/64	期门次/68		

▶ 足阳明经筋 ··· 76

趾趾2—3/76	胫骨内髁棘/82	中极次/90	大巨次/95	上廉泉次/101
冲阳次/76	髌内下/82	关元次/91	梁门次/96	人迎次/102
解溪次/76	髌内/83	气海次/91	幽门次/96	承浆次/103
丰隆次/77	髌内上/83	神阙次/91	中庭次/97	夹承浆次/103
足三里次/78	鹤顶次/84	下脘次/92	膻中次/97	颊车次/104
胫骨结节/79	伏兔次/85	建里次/93	玉堂次/98	牵正次/104
髌下/79	关兔次/85	中脘次/93	紫宫次/98	下关次/105
髌上/80	髀关下/86	上脘次/93	华盖次/98	颧髎次/106
胫骨外髁棘/81	维道次/87	巨阙次/94	璇玑次/99	四白次/106
髌外下/81	气冲次/88	鸠尾次/94	天突次/99	水沟次/106
髌外/81	阴廉次/88	归来次/95	廉泉次/100	巨髎次/107
髌外上/82	曲骨次/89	水道次/95	夹廉泉次/100	迎香次/107

▶ 足太阴经筋 108

大都次/108	公孙上/108	阴陵上/110	五枢次/112	府舍次/114
公孙次/108	商丘次/109	箕门次/111	髀关次/113	

▶ 足厥阴经筋 115

趾趾1/115	膝关次/116	髎髎次/117	阴包次/118	地五里次/119
中封次/115	髎膝间/117	血海次/118		

▶ 足少阴经筋 120

跖趾1—5/120	然谷次/123	太溪次/124	失眠内/126	曲泉次/127
涌泉次/121	照海次/124	失眠次/125	失眠前/126	横骨次/128
公孙下/122				

▶ 手太阳经筋 129

腕骨次/129	肩贞次/131	下肩痛点/132	譩譆次/134	魄户次/135
阳谷次/129	臑俞次/131	银口次/132	神堂次/134	附分次/135
小海次/130	肩痛点次/132	膈关次/133	膏肓次/134	

▶ 手少阳经筋 136

阳池次/136	消泺次/139	冈外/141	颈$_{1-7}$横突/144	角孙次/147
四渎次/137	臑会次/140	天宗次/142	缺盆上/145	和髎次/147
肘尖次/138	肩髎次/141	肩胛冈/142	颅息次/146	太阳次/147
天井次/138	肩峰/141	天髎次/143		

▶ 手阳明经筋 148

阳溪次/148	手三里次/149	肩髃次/150	肩胛上/152	曲垣次/154
列缺次/148	肱骨外髁/149	巨骨次/151	秉风次/153	肩井次/154

▶ 手太阴经筋 ··· 155

掌指1/155　　　尺泽次/157　　　抬肩次/159　　　步廊次/161　　　神藏次/162
鱼际次/156　　　天府次/158　　　中府次/160　　　神封次/162　　　彧中次/163
太渊次/156　　　肩内陵次/158　　云门次/160　　　灵墟次/162　　　俞府次/163
泽前次/157

▶ 手厥阴经筋 ··· 164

掌指2—4/164　　臂中次/166　　　曲泽次/167　　　举肩次/169　　　膺窗次/171
大陵次/165　　　泽下次/167　　　肱中次/168　　　屋翳次/170　　　乳根次/171

▶ 手少阴经筋 ··· 172

掌指5/172　　　少海次/174　　　肱骨内髁/174　　　青灵次/175　　　极泉次/175
神门次/173

后记/176

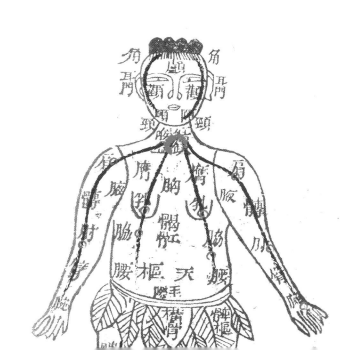

经 筋 循 行 结 聚

手少阳经筋　足少阴经筋

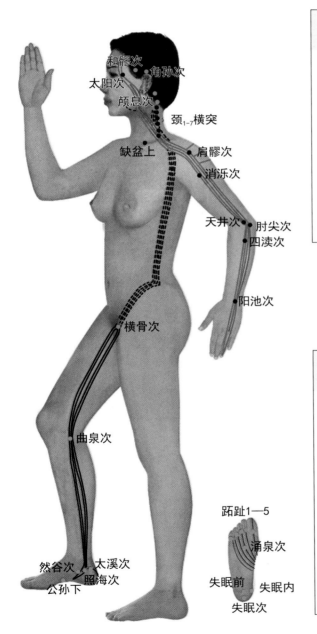

和髎次
角孙次
太阳次
颔息次
颈₁₋₇横突
缺盆上
肩髎次
消泺次
天井次
肘尖次
四渎次
阳池次
横骨次
曲泉次
跖趾1—5
涌泉次
然谷次　太溪次
照海次
公孙下
失眠前　失眠内
失眠次

—— 手少阳经筋
—— 足少阴经筋

手少阳经筋循行

【原文】

手少阳之筋，起于小指次指之端，结于腕，上循臂结于肘，上绕臑外廉，上肩走颈，合手太阳；其支者，当曲颊入系舌本；其支者，上曲牙，循耳前，属目外眦，上乘颔，结于角。

——《灵枢·经筋》

足少阴经筋循行

【原文】

足少阴之筋，起于小趾之下，并足太阴之筋，邪走内踝之下，结于踵，与太阳之筋合，而上结于内辅之下，并太阴之筋而上循阴股，结于阴器，循脊内，挟膂上至项，结于枕骨，与足太阳之筋合。

——《灵枢·经筋》

手太阴经筋　手少阴经筋

手太阴经筋循行

【原文】

手太阴之筋，起于大指之上，循指上行，结于鱼后，行寸口外侧，上循臂，结肘中，上臑内廉，入腋下，出缺盆，结肩前髃，上结缺盆，下结胸里，散贯贲，合贲下抵季胁。

——《灵枢·经筋》

手少阴经筋循行

【原文】

手少阴之筋，起于小指之内侧，结于锐骨，上结肘内廉，上入腋，交太阴，挟乳里，结于胸中，循贲下系于脐。

——《灵枢·经筋》

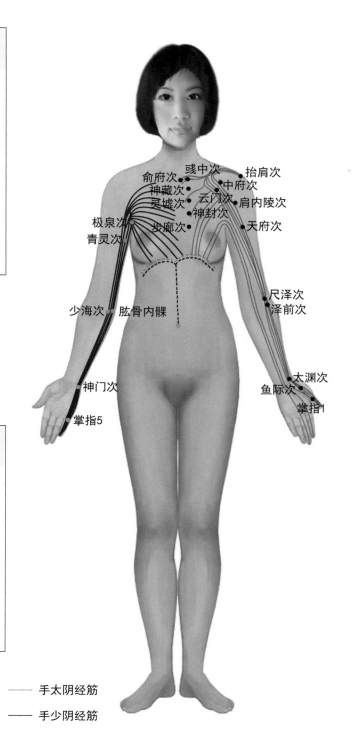

俞府次
神藏次
灵墟次
神封次
步廊次
极泉次
青灵次
彧中次
抬肩次
中府次
云门次
肩内陵次
天府次
尺泽次
泽前次
少海次　肱骨内髁
太渊次
鱼际次
掌指1
神门次
掌指5

—— 手太阴经筋
—— 手少阴经筋

足阳明经筋 手阳明经筋

1 四白次   4 夹承浆次   7 下关次
2 迎香次   5 夹廉泉次   8 颧髎次
3 巨髎次   6 颊车次

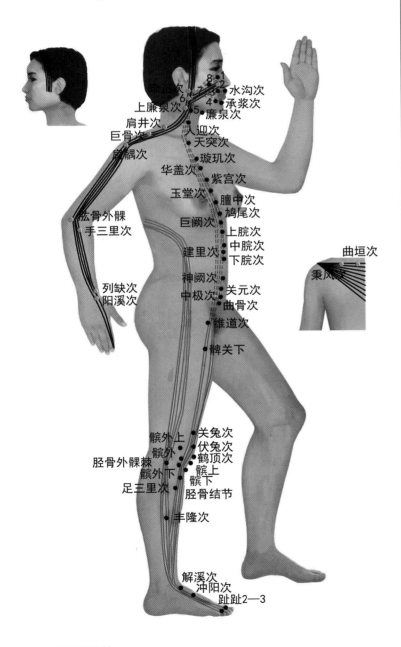

—— 足阳明经筋
—— 手阳明经筋

足阳明经筋循行

【原文】

足阳明之筋，起于中三趾，结于跗上，邪外上加于辅骨，上结于膝外廉，直上结于髀枢，上循胁属脊。其直者，上循骭，结于膝，其支者，结于外辅骨，合少阳。其直者，上循伏兔，上结于髀，聚于阴器，上腹而布，至缺盆而结。上颈，上挟口，合于頄，下结于鼻，上合于太阳。太阳为目上网，阳明为目下网。其支者，从颊结于耳前。

—— 《灵枢·经筋》

手阳明经筋循行

【原文】

手阳明之筋，起于大指次指之端，结于腕，上循臂，上结于肘外，上臑，结于髃。其支者，绕肩胛，挟脊。直者，从肩髃上颈。其支者，上颊，结于頄。直者，上出手太阳之前。上左角，络头，下右颔。

—— 《灵枢·经筋》

足少阳经筋　足太阴经筋

足少阳经筋循行

【原文】

足少阳之筋，起于小趾次趾，上结外踝，上循胫外廉，结于膝外廉。其支者别起外辅骨，上走髀，前者结于伏兔之上，后者结于尻。其直者，上乘䏚季胁，上走腋前廉，系于膺乳，结于缺盆。直者，上出腋，贯缺盆，出太阳之前，循耳后，上额角，交巅上，下走颔，上结于頄。支者，结于目眦，为外维。

——《灵枢·经筋》

足太阴经筋循行

【原文】

足太阴之筋，起于大趾之端内侧，上结于内踝。其直者，络于膝内辅骨，上循阴股，结于髀，聚于阴器，上腹，结于脐，循腹里，结于肋，散于胸中。其内者，著于脊。

——《灵枢·经筋》

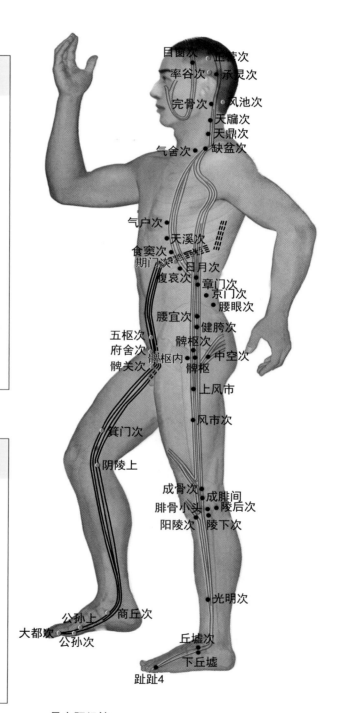

目窗次　正营次
率谷次　承灵次
完骨次　风池次
天牖次
天鼎次
气舍次　缺盆次

气户次
天溪次
食窦次
期门次　日月次
腹哀次　章门次
京门次
腰眼次
腰宜次
健胯次
五枢次
髀枢次
府舍次
髀枢内　中空次
髀关次　髀枢
上风市
风市次
箕门次
阴陵上
成骨次
成腓间
腓骨小头　陵后次
阳陵次　陵下次
光明次
公孙上　商丘次
大都欢　丘墟次
公孙次　下丘墟
趾趾4

—— 足少阳经筋

—— 足太阴经筋

手太阳经筋　足太阳经筋

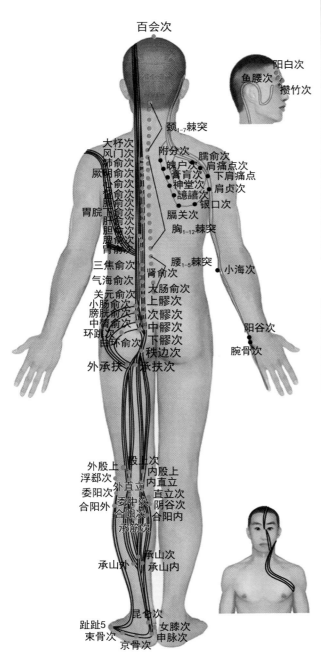

── 手太阳经筋

── 足太阳经筋

手太阳经筋循行

【原文】

手太阳之筋，起于小指之上，结于腕，上循臂内廉，结于肘内锐骨之后，弹之应小指之上，入结于腋下。其支者，后走腋后廉，上绕肩胛，循颈；出足太阳之筋前，结于耳后完骨。其支者，入耳中。直者出耳上，下结于颔，上属目外眦。

——《灵枢·经筋》

足太阳经筋循行

【原文】

足太阳之筋，起于足小趾，上结于踝，邪上结于膝。其下循足外踝，结于踵；上循跟，结于腘。其别者，结于踹外，上腘中内廉，与腘中并，上结于臀。上挟脊上项。其支者，别入结于舌本。其直者，结于枕骨，上头下颜，结于鼻。其支者，为目上网，下结于頄。其支者，从腋后外廉，结于肩髃。其支者，入腋下，上出缺盆，上结于完骨。其支者，出缺盆，邪上出于頄。

——《灵枢·经筋》

手厥阴经筋　足厥阴经筋

手厥阴经筋循行

【原文】

手厥阴之筋，起于中指，与太阴之筋并行，结于肘内廉，上臂阴，结腋下，下散前后挟胁。其支者入腋，散胸中，结于贲。

——《灵枢·经筋》

足厥阴经筋循行

【原文】

足厥阴之筋，起于大趾之上，上结于内踝之前，上循胫，上结内辅之下，上循阴股，结于阴器，络诸筋。

——《灵枢·经筋》

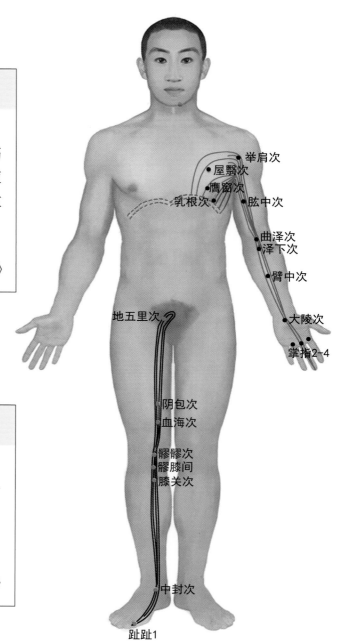

举肩次
屋翳次
膺窗次
乳根次
肱中次
曲泽次
泽下次
臂中次
大陵次
掌指2-4
地五里次
阴包次
血海次
髎髎次
髎膝间
膝关次
中封次
趾趾1

—— 手厥阴经筋
—— 足厥阴经筋

足太阳经筋

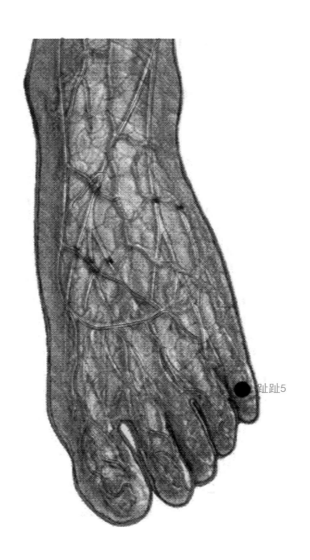

趾趾5

趾趾5

位　　置	在足小趾背侧面，正当趾间关节伸面。
局部解剖	皮肤—皮下组织—（皮下滑液囊）—小趾伸肌腱—趾间关节韧带—趾间关节囊。布有足背外侧皮神经。
主　　治	足小趾疼痛，足外侧缘疼痛，外踝疼痛，小腿外侧、后侧疼痛。
注意事项	（1）结筋点在皮下滑液囊处。 （2）行恢刺法时，应沿趾伸肌腱方向，向前或向后举针。 （3）针刺时均不宜深入关节腔内。

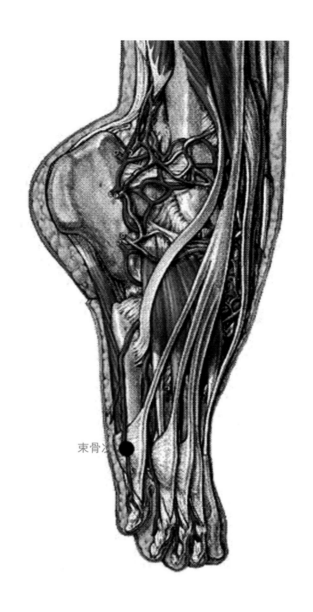

束骨次

束骨次

位　　置	在足外侧面，正当第5跖趾关节侧面。
局部解剖	皮肤—皮下组织—小趾展肌腱、第3腓骨肌腱—第5跖趾关节韧带—第5跖趾关节囊。布有足背外侧皮神经。
主　　治	足小趾疼痛，足外侧缘疼痛，足外踝疼痛。
注意事项	（1）结筋点在趾跖关节韧带与小趾展肌腱层。 （2）行恢刺法时，应沿小趾展肌的方向，向前或向后举针。 （3）各种针法均不应深入关节腔内。

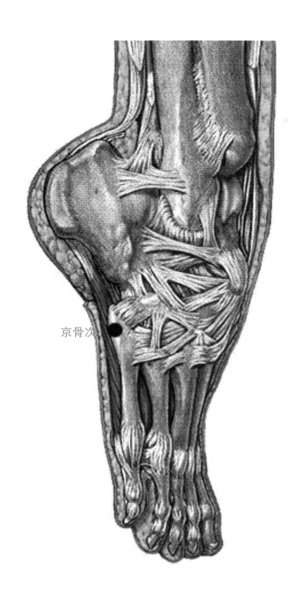

京骨次

位　　置	在足外侧，第5跖骨基底部。
局部解剖	皮肤—皮下组织—足小趾展肌腱、第3腓骨肌腱、腓骨短肌腱—跗跖韧带、踝外侧副韧带。布有足外侧皮神经。
主　　治	足外侧缘疼痛，外踝疼痛，小腿外侧、后侧疼痛，膝外侧疼痛，足心疼痛。
注意事项	（1）结筋点在第5跖骨基底部诸肌腱附着点处。 （2）行恢刺法时，应沿腓骨短肌与足小趾展肌肌纤维方向，向前或向后举针。外踝副韧带损伤时，应向后上方举针。

人体
经筋循行地图

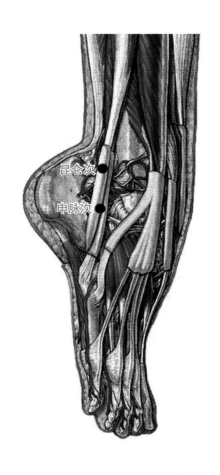

申脉次

位　　置	在踝外侧，外踝下，外踝尖与跟骨结节连线中上 1 / 3 交点处。
局部解剖	皮肤—皮下组织—腓骨肌上支持带、下支持带—腓骨长、短肌总腱鞘—腓骨长肌、短肌腱—跟腓韧带。布有足外侧皮神经。
主　　治	踝外侧疼痛，足外侧疼痛，小腿外侧疼痛，膝部疼痛。
注意事项	（1）结筋点常在腓骨长肌腱鞘或腓骨短肌腱鞘层。 （2）行恢刺法时，应沿腓骨长、短肌腱鞘方向，向前下方举针。 （3）行水针疗法时，应将药液注入腱鞘内。 （4）行火针疗法时，不应刺中肌腱。
附　　注	足太阳、少阳经筋交会。

昆仑次

位　　置	在足踝外侧，跟腱前，腓骨长肌、腓骨短肌腱鞘部。
局部解剖	皮肤—皮下组织—腓骨长肌腱鞘、腓骨短肌腱鞘—腓骨长肌腱、腓骨短肌腱，布有腓肠神经。深层近跟腱胫骨面有胫神经及动静脉通过。
主　　治	足踝疼痛，足外侧疼痛，小腿外侧疼痛，足背麻痛，膝关节疼痛，腰痛。
注意事项	（1）结筋点常在腓骨长、短肌腱腱鞘层。 （2）行恢刺法时，应沿腓骨长、短肌腱鞘及肌腱方向，向上或向下举针。 （3）行水针疗法时，应将药液注入腱鞘内。 （4）各种针法均不应针刺肌腱。不能深刺，防止损伤深层的胫动脉、胫静脉与胫神经。

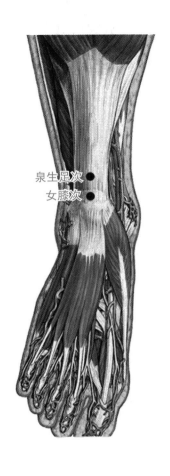

女膝次

位　　置	在足跟后部，跟骨结节处。
局部解剖	皮肤—皮下组织—皮下滑液囊—跟腱止点。布有腓肠神经跟支。
主　　治	足踝疼痛，足跟疼痛，小腿后侧疼痛，腘窝疼痛，腰痛。
注意事项	（1）浅层结筋点在跟骨结节处皮下滑液囊处，深层结筋点在跟腱抵止处。 （2）行恢刺法时，应沿跟腱纤维方向，向上举针。 （3）诸针法均不宜针入跟腱中。 （4）不宜穿紧鞋，慎防加重皮下滑液囊的摩擦与损伤。

泉生足次

位　　置	在足跟后部，跟腱抵止点前方。
局部解剖	皮肤—皮下组织—跟腱—跟腱下滑液囊—胫骨、距骨。布有腓肠神经跟支，跟腱深面有胫动、静脉和胫神经通过。
主　　治	足跟疼痛，足踝疼痛，小腿后侧疼痛，腘窝疼痛，膝关节疼痛，腰痛。
注意事项	（1）结筋点在跟腱深面腱下滑液囊处。 （2）行恢刺法时，应从跟腱两旁进针，沿跟腱纤维方向，向上或向下举针，举针幅度宜小，注意不能损伤跟腱深面通过的胫动、静脉及胫神经。 （3）各种针法均注意不能刺中跟腱，避免造成损伤。

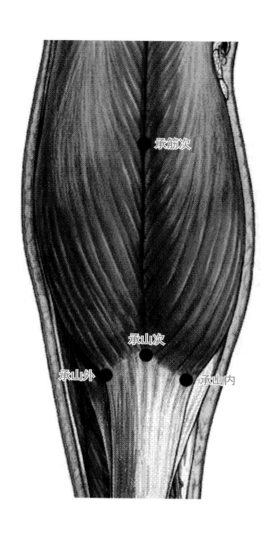

承山次

位　　置	在小腿后侧，小腿三头肌肌束与跟腱连接处。
局部解剖	皮肤—皮下组织—小腿筋膜—腓肠肌、比目鱼肌、跟腱。布有胫神经肌支，深层有胫神经、胫动脉、胫静脉。
主　　治	小腿疼痛，足跟疼痛，腘窝疼痛，膝关节疼痛，腰痛，小腿无力。
注意事项	（1）结筋点多分布于小腿筋膜层，或腓肠肌、比目鱼肌与跟腱连接处。 （2）针刺不宜超越比目鱼肌深面，防止损伤胫神经与血管。 （3）行恢刺法时，应沿腓肠肌与比目鱼肌肌纤维方向，向上举针。

承山内

位　　置	在小腿后侧，腓肠肌内侧肌腹与跟腱连接处。
局部解剖	皮肤—皮下组织—小腿筋膜—腓肠肌、跟腱。其下为比目鱼肌、小腿、腘管下口，布有胫神经肌支。
主　　治	小腿后内侧疼痛，伸膝疼痛，踝关节疼痛，足跟疼痛。
注意事项	（1）结筋点多在小腿筋膜层，腓肠肌肌纤维与跟腱连接处。 （2）行恢刺法时，应沿腓肠肌肌纤维方向，向上举针。
附　　注	足太阳、三阴经筋交会。

承山外

位　　置	在小腿后侧，腓肠肌外侧肌腹与跟腱连接处。
局部解剖	皮肤—皮下组织—小腿筋膜—腓肠肌—比目鱼肌—长屈肌—腓骨肌管下。布有胫神经肌支，其下为腓骨。
主　　治	小腿后外侧疼痛，伸膝疼痛，腰胯痛，踝关节疼痛，足跟疼痛。
注意事项	同承山内。
附　　注	足太阳、少阳经筋交会。

承筋次

位　　置	在小腿后侧，腓肠肌肌腹中央凹陷处。
局部解剖	皮肤—皮下组织—小腿筋膜—腓肠肌内外肌腹联合。布有腓肠神经，其下为比目鱼肌—胫神经、胫后动脉与静脉。
主　　治	小腿后侧疼痛，膝关节疼痛，踝关节疼痛，足跟疼痛，小腿无力。
注意事项	（1）结筋点多在小腿筋膜层，腓肠肌肌腹联合处。 （2）诸针法不宜超越比目鱼肌，避免损伤胫神经与血管。 （3）行恢刺法时，应沿腓肠肌肌纤维方向，向上或向下举针。

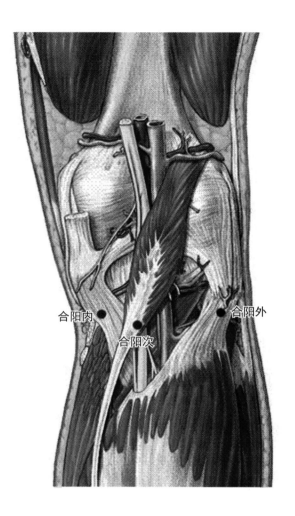

合阳内 ● 合阳外

● 合阳次

合阳次

位　　置	在小腿后侧，腘窝下缘中点下，平腓骨小头下缘水平处。
局部解剖	皮肤—皮下组织—小腿筋膜—腓肠肌内外肌腹联合—腘肌、腘肌滑液囊—比目鱼肌内、外侧头联合腱弓—小腿腘管—胫骨后肌—胫骨。布有股后皮神经和腓肠内侧皮神经。深层有胫神经及胫后动脉和静脉。
主　　治	膝关节疼痛，小腿短缩感，小腿后侧疼痛，小腿及足趾麻木、灼痛、发凉、异样感、无力、出汗异常，皮肤干燥、皲裂，腰痛。
注意事项	（1）浅层结筋点在小腿筋膜层。深层结筋点在腓肠肌内外肌腹联合处或比目鱼肌腱弓处（腘管）。 （2）其深层为胫神经及胫动、静脉，不宜深刺，防止损伤上述组织。 （3）行恢刺法时，应沿胫神经走行方向，向上或向下举针，避免损伤胫神经与胫动、静脉。

合阳内

位　　置	在小腿后侧，合阳次内上方，腘窝下缘处。
局部解剖	皮肤—皮下组织—小腿筋膜—半膜肌腱与固有滑液囊—腓肠肌内侧头—比目鱼肌内侧头。布有腓肠内侧皮神经。
主　　治	膝关节疼痛，小腿疼痛，踝关节疼痛，腿无力，股后侧疼痛，髋部疼痛，腰痛。
注意事项	（1）浅层结筋点可在小腿筋膜层，深层结筋点在半膜肌滑囊、腓肠肌内侧肌腹、比目鱼肌内侧头起点处。 （2）行恢刺法时，应沿腓肠肌肌纤维方向，向内上方举针。
附　　注	足太阳、少阴经筋交会。

合阳外

位　　置	在小腿后侧，腘窝下缘，腓骨小头内侧。
局部解剖	皮肤—皮下组织—小腿筋膜—腓肠肌外侧头—腘肌及其固有滑液囊—比目鱼肌外侧头起点。布有腓肠外侧皮神经。腓侧有腓总神经通过。
主　　治	膝关节疼痛，小腿后外侧疼痛，小腿无力，踝关节疼痛，足下垂，足背足趾异常感觉。
注意事项	（1）浅层结筋点在小腿筋膜层，深层结筋点在腓肠肌下层、腘肌滑液囊处或比目鱼肌外侧头起始部。 （2）行恢刺法时，应沿腓肠肌肌纤维方向，向外上方举针。不宜向腓骨头后外侧举针，防止损伤腓总神经。
附　　注	足太阳、少阳经筋交会。

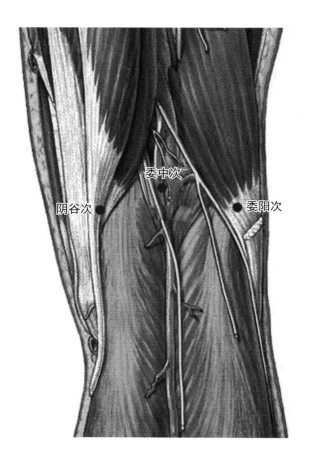

委中次

位　置	腘窝横纹中央。
局部解剖	皮肤—皮下组织—腘筋膜。其下为腘动脉、腘静脉和胫神经。最深层为膝关节囊。布有股后皮神经。
主　治	膝关节疼痛，小腿疼痛，小腿无力，小腿及足趾异样感，下肢瘫痪，腓肠肌痉挛，腰痛。
注意事项	（1）结筋点在腘筋膜层处。 （2）行恢刺法时，应沿胫神经与血管方向，向上或向下举针。不宜深刺，以免误伤胫神经与血管。 （3）诸针法均不宜深刺进入关节腔，水针疗法时，药液不宜注入关节腔。

委阳次

位　　置	在腘横纹外侧端，当股二头肌内侧缘。
局部解剖	皮肤—皮下组织—腘筋膜—腓肠肌外侧头—腓肠肌腱下滑液囊及囊内籽骨—股骨外髁。布有股外侧皮神经。
主　　治	膝关节疼痛，小腿短缩感，小腿肌痉挛，小腿无力，足下垂，小腿与足趾异常感，臀后疼痛，腰骶疼痛。
注意事项	（1）结筋点在腘筋膜层或腓肠肌外侧头起点及滑液囊处。 （2）筋结点内侧有腓总神经干通过，行恢刺法时，应沿内上、外下方向举针，防止损伤神经。如遇出现触电感，应提针并改变方向，重新调整进针和操作。 （3）针前行局部麻醉时，用药不宜过多，防止出现腓总神经阻滞麻醉。
附　　注	足太阳、少阳经筋交会。

阴谷次

位　　置	在腘横纹内侧端，当半膜肌腱、半腱肌腱间。
局部解剖	皮肤—皮下组织—腘筋膜—半膜肌腱、半腱肌腱及腱鞘—腓肠肌内侧头及滑液囊。布有股后皮神经。
主　　治	膝关节疼痛，伸膝痛，小腿疼痛，小腿无力，腰痛，股阴痛。
注意事项	（1）结筋点在腘筋膜层或半腱半膜肌腱间滑液囊与腱鞘层，或在腓肠肌起点及腱下滑液囊处。 （2）行恢刺法时，应沿半腱、半膜肌腱方向，向上或向下举针，防止损伤肌腱。
附　　注	足太阳、少阴经筋交会。

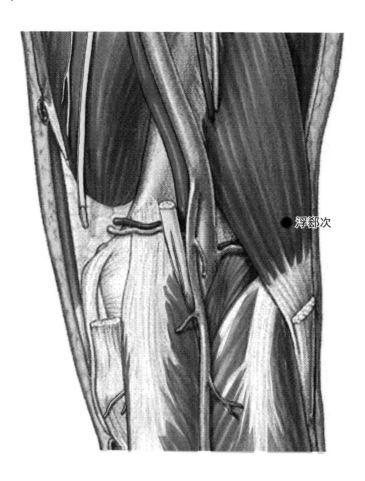

浮郄次

浮郄次

位　　置	在腘窝部，当股骨外髁后上方，跖肌起始部。
局部解剖	皮肤—皮下组织—股二头肌腱、跖肌及其滑液囊。
主　　治	膝关节疼痛，屈膝疼痛，小腿疼痛，小腿无力，小腿异常感，臀后疼痛，腰痛。
注意事项	（1）结筋点在腘筋膜层或腓肠肌外侧头起点及滑液囊处。 （2）筋结点内侧有腓总神经干通过，行恢刺法时，应沿内上、外下方向举针，防止损伤神经。如遇出现触电感，应提针并改变方向，重新调整进针和操作。 （3）针前行局部麻醉时，用药不宜过多，防止出现腓总神经阻滞麻醉。
附　　注	足太阳、少阳经筋交会。

直立次

位　　置	在股后侧，后正中线，半腱肌第3/4区上方。
局部解剖	皮肤—皮下组织—股筋膜—半腱肌神经入肌点—半腱肌。布有股后皮神经。深层有坐骨神经干、股动脉和股静脉。
主　　治	大腿后侧疼痛，膝关节疼痛，臀后痛，腰痛，下肢麻痹、无力。
注意事项	（1）结筋点在股筋膜层，或半腱肌神经入肌点处。 （2）深部有股动、静脉与坐骨神经干，不宜深刺。行恢刺法时，应沿肌纤维方向，向上或向下举针。

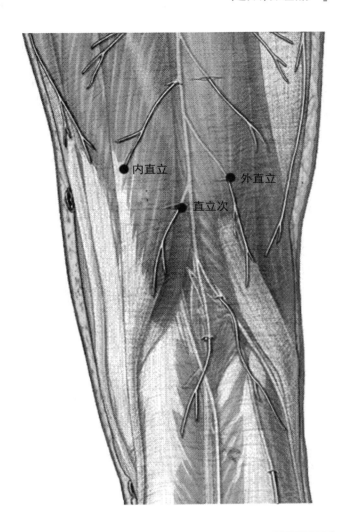

内直立

位　　置	在股后内侧方，半膜肌第3/4区。
局部解剖	皮肤—皮下组织—股筋膜—半膜肌神经入肌点—半膜肌。布有股后皮神经。
主　　治	大腿后侧疼痛，膝关节疼痛，臀后疼痛，腰痛，腿麻痹无力。
注意事项	（1）结筋点在股筋膜层，或半膜肌神经入肌点处。 （2）行恢刺法时，应沿半膜肌肌纤维方向，向上或向下举针。

外直立

位　　置	在股后外侧方，股二头肌第3/4区上方。
局部解剖	皮肤—皮下组织—股筋膜—股二头肌神经入肌点—肌二头肌。布有股后皮神经。
主　　治	大腿后侧疼痛，膝关节疼痛，臀后疼痛，下肢麻痹、无力，腰痛。
注意事项	（1）结筋点在股筋膜层，或股二头肌神经入肌点处。 （2）行恢刺法时，应沿股二头肌肌纤维方向，向上或向下举针。

殷上次

位　　置	在股后侧，后正中线，半腱肌第1/4区。
局部解剖	皮肤—皮下组织—股筋膜—半腱肌神经入肌点—半腱肌。布有股后皮神经。深层有坐骨神经干、股动脉和股静脉。
主　　治	大腿后侧疼痛，臀后疼痛，腰痛，下肢麻痹、无力，膝关节疼痛。
注意事项	（1）结筋点在股筋膜层，或半腱肌神经入肌点处。 （2）深层有坐骨神经干，股动、静脉，故不宜深刺。 （3）行恢刺法时，应沿半腱肌肌纤维方向，向上或向下举针。

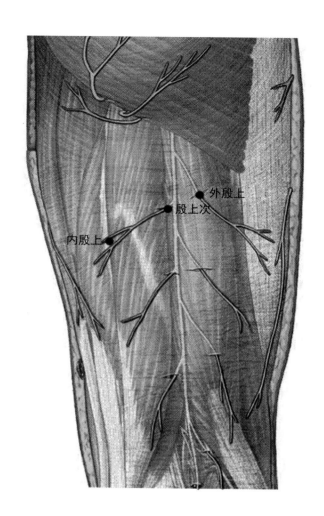

内殷上

位　　置	在股后侧，股内侧方，半膜肌第2/4区上方。
局部解剖	皮肤—皮下组织—股筋膜—半膜肌神经入肌点—半膜肌。布有股后皮神经。
主　　治	大腿后侧疼痛，臀后疼痛，腰痛，下肢麻痹、无力。
注意事项	（1）结筋点在股筋膜层，或在半腱肌神经入肌点处。 （2）行恢刺法时，应沿半膜肌肌纤维方向，向上或向下举针。

外殷上

位　　置	在股后侧，股外侧方，股二头肌第2/4区下方。
局部解剖	皮肤—皮下组织—股筋膜—股二头肌神经入肌点—股二头肌。布有股后皮神经。
主　　治	大腿后侧疼痛，臀后疼痛，腰痛，膝关节疼痛，下肢麻痹、无力。
注意事项	（1）结筋点在股筋膜层，或股二头肌神经入肌点处。 （2）行恢刺法时，应沿股二头肌肌纤维方向，向上或向下举针。

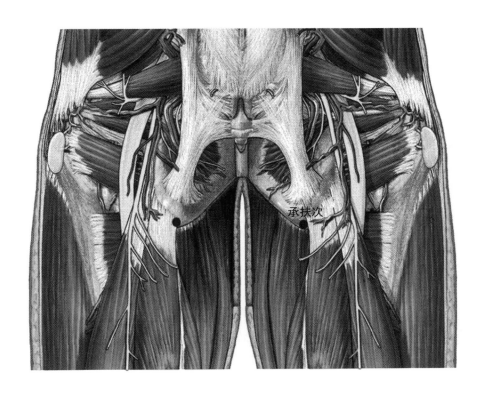

承扶次

位　　置	在臀后侧，臀横纹中点内上方，坐骨结节处。
局部解剖	皮肤—皮下组织—皮下脂肪垫—臀大肌及滑囊—半膜肌、半腱肌、股二头肌长头、股方肌—坐骨滑液囊—坐骨结节。布有臀下皮神经。
主　　治	臀后疼痛，腰痛，股后侧疼痛，膝关节疼痛，下肢麻痹、无力。
注意事项	（1）应仰卧，屈髋位，使臀大肌内侧缘外移，可充分暴露结筋点。 （2）浅层结筋点在皮下脂肪层；中层结筋点在臀大肌及滑液囊、半膜肌、股二头肌长头腱下滑囊处；深层在坐骨结节腱抵止点处。 （3）行恢刺法时，应沿臀大肌肌纤维方向，向内上或外下方举针。
附　　注	足太阳、厥阴经筋交会。

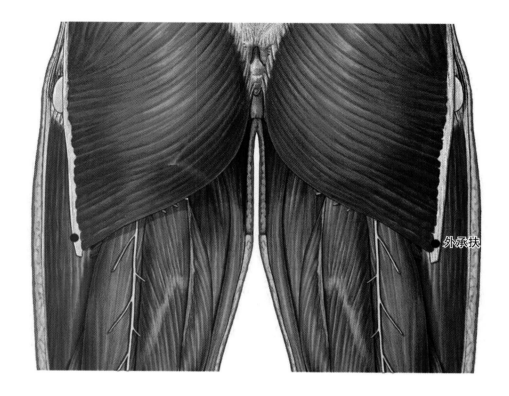

外承扶

外承扶

位　　置	在股后侧，大转子后下方，臀大肌线上。
局部解剖	皮肤—皮下组织—臀筋膜—臀大肌、臀大肌腱下囊、股方肌—股骨臀肌线。布有股外侧皮神经。
主　　治	腰、臀疼痛，腰痛向下肢外侧放散痛，下肢麻痹、无力。
注意事项	（1）浅层结筋点在臀筋膜层，深层在臀大肌腱止点和滑液囊处。 （2）行恢刺法时，应沿臀大肌肌纤维方向，向内上或外下方举针。
附　　注	足太阳、少阳经筋交会。

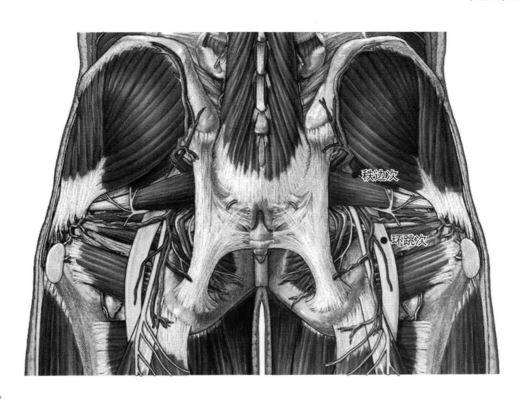

环跳次

位　置	在臀部，由大转子最高点与髂后上棘连线中点做一垂直线，此垂线交于大转子最高点与髂后上棘和尾骨尖连线中点的连线上。
局部解剖	皮肤—皮下组织—臀筋膜—臀大肌—梨状肌及其下孔—坐骨神经干、臀下神经及动、静脉。布有臀上皮神经。
主　治	臀后疼痛，腰腿疼痛，下肢麻痹、无力，膝关节肿痛，踝关节肿痛。
注意事项	（1）浅层结筋点在臀筋膜层，深层在臀大肌下，梨状肌下孔处。 （2）浅层结筋点行恢刺法时，应沿臀大肌肌纤维方向，向内上或外下方举针。 （3）深层结筋点行恢刺法时，应沿坐骨神经干，向下举针，如出现触电样针感时，应提针稍改变方向，再做举针操作。 （4）行恢刺法时，针锋不可过利，不可在有触电感（即刺中坐骨神经干）的情况下做任何操作，防止损伤神经干。 （5）深层结筋点不宜行水针疗法。
附　注	足太阳、少阳经筋交会。

秩边次

位　置	在臀部，当股骨大转子最高点与髂后上棘连线中上 1/3 交点外侧，即梨状肌上孔处。
局部解剖	皮肤—皮下组织—臀筋膜—臀大肌—梨状肌上孔—臀上神经及动、静脉。布有臀上皮神经。
主　治	臀部疼痛，腰骶部疼痛，腰、腿痛，下肢麻痹、无力，膝关节疼痛，踝关节疼痛，髋外展疼痛。
注意事项	（1）浅层结筋点在臀筋膜层，深层结筋点在臀大肌下，梨状肌上孔处。 （2）行恢刺法时，应沿臀大肌肌纤维方向，向内上或外下方举针。
附　注	足太阳、少阳经筋交会。

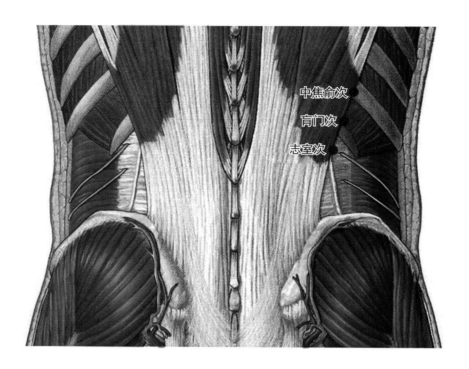

中焦俞次
肓门次
志室次

志室次

位　　置	在腰部，当竖脊肌外缘，平第2腰椎棘突水平处。
局部解剖	皮肤—皮下组织—胸腰筋膜—竖脊肌腱膜、腹内斜肌腱膜、腹外斜肌腱膜、腹横肌腱膜。布有腰$_{1、2}$脊神经后支。深部为肾、腹腔。
主　　治	腰痛，腹痛。
注意事项	（1）浅层结筋点在胸腰筋膜层，深层结筋点在竖脊肌、腹外斜肌、腹内斜肌、腹横肌腱膜联合处。 （2）行恢刺法时，应沿竖脊肌肌纤维方向，向上或向下举针。不宜深刺，防止损伤肾或误入腹腔。
附　　注	足太阳、少阳、阳明、少阴经筋交会。

肓门次

位　　置	在腰部，当竖脊肌外侧缘，平第1腰椎棘突处。
局部解剖	皮肤—皮下组织—胸腰筋膜—竖脊肌腱膜、腹外斜肌腱膜、腹内斜肌腱膜、腹横肌腱膜。布有胸$_{12}$、腰$_1$脊神经后支。深部为肾、腹腔。
主　　治	腰痛，胁肋痛，腹痛。
注意事项	（1）浅层结筋点在胸腰筋膜层，深层结筋点在竖脊肌外缘处。 （2）行恢刺法时，应沿竖脊肌肌纤维方向，向上或向下举针。 （3）各针法均不宜深刺，防止损伤肾和误入腹腔。
附　　注	足太阳、少阳、阳明、少阴经筋交会。

中焦俞次

位　　置	在腰部，当第12肋骨下缘中点处。
局部解剖	皮肤—皮下组织—胸腰筋膜—竖脊肌、腰方肌—第12肋骨。布有腰神经后支。深层为腹腔，正对肾。
主　　治	腰痛，腰腿疼痛，腰腹疼痛，胸闷，胸胁痛。
注意事项	（1）结筋点可分别在皮下脂肪层，腰背筋膜固有神经孔处，竖脊肌各层，腰方肌在第12肋缘起点处。 （2）行恢刺法时，应沿肌束方向上、下举针。 （3）深层为腹腔，正对肾，故不可深刺。
附　　注	足太阳、少阳、阳明、少阴经筋交会。

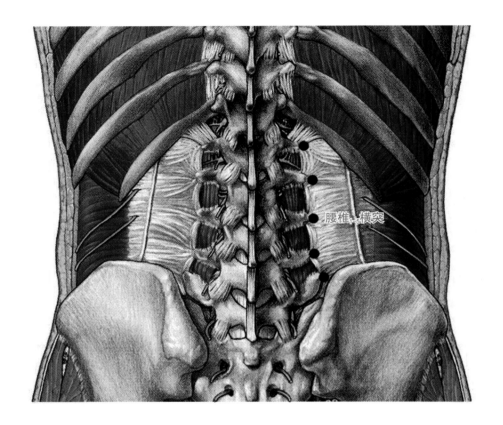

腰椎$_{1-5}$横突

位　　置	在腰部，正当腰椎$_{1-5}$横突顶端。
局部解剖	皮肤—皮下组织—胸腰筋膜—竖脊肌、腰方肌—腰椎横突—腰大肌—腹腔。布有腰神经后支。深层为腹腔，布有肾、输尿管、肠管。
主　　治	腰痛，腰腹疼痛，腰痛向大腿前、内侧放散，尿频、尿急，月经不调，性功能障碍，消化功能异常。
注意事项	（1）结筋点可分别在皮下脂肪层，竖脊肌各肌层，竖脊肌、腰方肌的腰椎横突面，腰大肌在腰椎横突起点处。 （2）行恢刺法时，应根据结筋点所在的不同层次，沿相应肌肉纤维走行方向举针。 （3）行毫针法时，可向脊柱侧深刺至横突下，当触及腰丛时，会有放电感传至下肢，对腰腿痛、下肢冷痛有效。但应掌握深度，不可刺入腹腔。尤其腰椎$_{1-3}$横突，不可深刺，以防损伤肾。
附　　注	足太阳、少阳、少阴、太阴、阳明经筋交会。

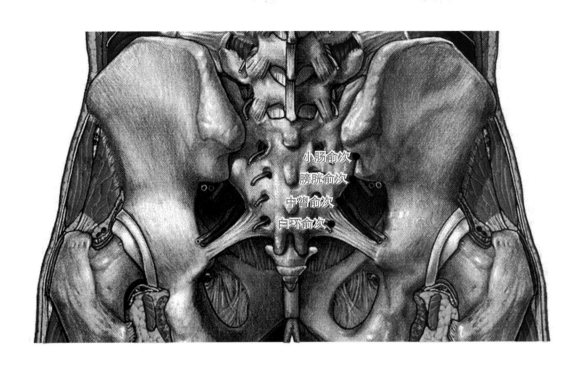

白环俞次

位　　置	在臀部，当骶角水平，骶骨外侧缘处。
局部解剖	皮肤—皮下组织—臀筋膜—臀大肌—骶结节韧带—滑液囊。布有臀内侧皮神经。
主　　治	腰骶疼痛，腰痛向下肢放散痛，臀及股后麻痹。
注意事项	（1）结筋点在臀大肌起点及骶结节韧带下滑液囊处。 （2）行恢刺法时，应沿臀大肌肌纤维方向，向内或向外下方举针。
附　　注	足太阳、少阳经筋交会。

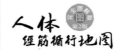

中膂俞次

位　　置	在骶部，当骶髂关节面下方骶骨下缘处。
局部解剖	皮肤—皮下组织—臀筋膜—臀大肌—骶髂背侧韧带。布有臀内侧皮神经。
主　　治	腰骶疼痛，腰痛向下肢放散痛，臀部麻木。
注意事项	（1）结筋点在骶骨外缘，臀大肌起点处。 （2）行恢刺法时，应沿臀大肌肌纤维方向，向内或向外下方举针。
附　　注	足太阳、少阳经筋交会。

膀胱俞次

位　　置	在骶部，当骶髂关节面中份下缘处。
局部解剖	皮肤—皮下组织—臀筋膜—臀大肌—骶髂背侧韧带。布有臀内侧皮神经、骶神经后支。
主　　治	腰臀疼痛，腰痛向下肢放散痛，臀股部麻木。
注意事项	（1）结筋点在骶骨外缘，皮下脂肪层或臀大肌起点处。 （2）行恢刺法时，应沿臀大肌肌纤维方向，向内或向外下方举针。
附　　注	足太阳、少阳经筋交会。

小肠俞次

位　　置	在骶部，当骶髂关节背侧面上份处。
局部解剖	皮肤—皮下组织—臀筋膜、腰背筋膜—臀大肌—骶髂背侧韧带。布有臀内侧皮神经、臀上皮神经、骶神经后支。
主　　治	腰臀疼痛，腰臀痛向下肢放散，腰臀及股部麻木。
注意事项	（1）浅层结筋点在胸腰筋膜与臀筋膜交织处或皮下脂肪层，深层结筋点在臀大肌起点处。 （2）行恢刺法时，浅层结筋点应沿胸腰筋膜方向，向上或向下举针。深层结筋点应沿臀大肌肌纤维方向，向内或向外下方举针。
附　　注	足太阳、少阳经筋交会。

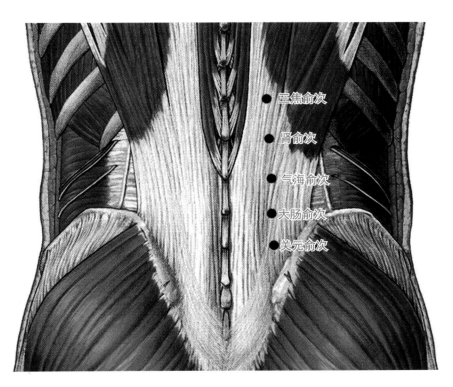

关元俞次

位　　置	在腰部，当髂嵴内方，平第5腰椎横突处。
局部解剖	皮肤—皮下组织—胸腰筋膜、第5固有神经孔—竖脊肌—髂腰韧带。布有第5腰神经和第1骶神经后支。深层有腰神经丛。
主　　治	腰痛，腰骶疼痛，下肢冷痛、无力，腹痛。
注意事项	（1）浅层结筋点在胸腰筋膜或皮下脂肪层。深层结筋点在髂嵴内侧缘，髂腰韧带外侧面。 （2）行恢刺法时，浅层应沿胸腰筋膜方向，上下举针。深层应沿髂腰韧带方向，向内举针。
附　　注	足太阳、少阳、阳明、少阴经筋交会。

大肠俞次

位　　置	在腰骶部，在第4腰椎棘突下旁开，当竖脊肌隆起处。
局部解剖	皮肤—皮下组织—胸腰筋膜—背阔肌筋膜—竖脊肌—下后锯肌、多裂肌、回旋肌。布有腰$_{4、5}$脊神经后皮支及肌支。深部为腰椎横突与腹腔。
主　　治	腰痛，腰骶疼痛，腰痛向臀股放散痛，腹痛。
注意事项	（1）浅层结筋点在皮下脂肪层或胸腰筋膜层固有神经孔处。深层结筋点在竖脊肌、下后锯肌各层。 （2）行恢刺法时，应沿竖脊肌肌纤维方向，向上或向下举针。
附　　注	足太阳、少阳、阳明、少阴经筋交会。

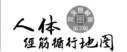
气海俞次

位　　置	在腰骶部，在第3腰椎棘突下旁开，当竖脊肌隆起处。
局部解剖	皮肤—皮下组织—胸腰筋膜—背阔肌筋膜—竖棘肌、下后锯肌、多裂肌、回旋肌。布有腰$_{3、4}$脊神经后皮支及肌支。深部为腰椎横突与腹腔。
主　　治	腰痛，腰臀疼痛，腹痛。
注意事项	（1）浅层结筋点在皮下脂肪层、胸腰筋膜层及固有神经孔处。深层结筋点在背阔肌及竖脊肌、下后锯肌各层。 （2）行恢刺法时，应沿竖脊肌肌纤维方向，向上或向下举针。
附　　注	足太阳、少阳、阳明、少阴经筋交会。

肾俞次

位　　置	在腰部，在第2腰椎棘突下旁开，当竖脊肌隆起处。
局部解剖	皮肤—皮下组织—胸腰筋膜—背阔肌筋膜—竖脊肌、下后锯肌、多裂肌、回旋肌。布有腰$_{2、3}$脊神经后皮支及肌支。深部为腰椎横突与腹腔。
主　　治	腰腿痛，腹痛。
注意事项	同气海俞次。
附　　注	同气海俞次。

三焦俞次

位　　置	在腰部，在第1腰椎棘突下旁开，当竖脊肌隆起处。
局部解剖	皮肤—皮下组织—胸腰筋膜—背阔肌腱膜—竖脊肌、多裂肌、回旋肌。布有胸$_{12}$、腰$_1$脊神经后皮支及肌支，深部为腰椎横突及腹腔。
主　　治	胸背部疼痛，腰痛，胁肋疼痛，腹痛。
注意事项	同气海俞次。
附　　注	同气海俞次。

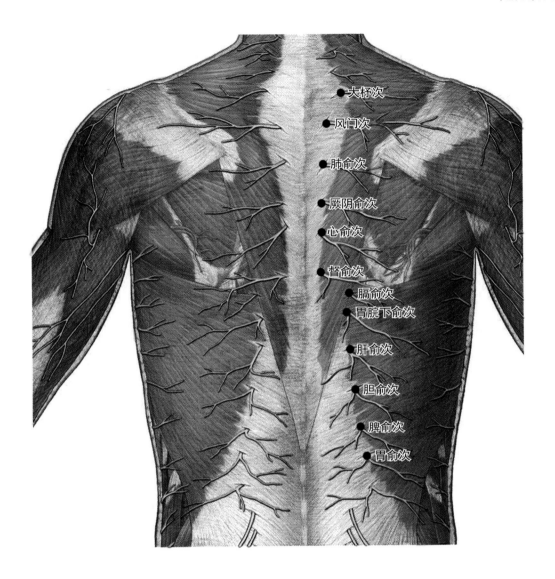

大杼次
风门次
肺俞次
厥阴俞次
心俞次
督俞次
膈俞次
胃脘下俞次
肝俞次
胆俞次
脾俞次
胃俞次

胃俞次

位　　置	在背部，在第12胸椎棘突下旁开，当竖脊肌隆起处。
局部解剖	皮肤—皮下组织—胸腰筋膜—背阔肌腱膜—竖脊肌、多裂肌、回旋肌。布有胸$_{12}$、腰$_1$脊神经后皮支及肌支，深部为腰椎横突及腹腔。
主　　治	腰背部疼痛，胸痛，胁肋疼痛，腹痛。
注意事项	同气海俞次。
附　　注	同气海俞次。

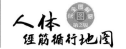

脾俞次

位　　置	在背部，在第11胸椎棘突旁开，当竖脊肌隆起处。
局部解剖	皮肤—皮下组织—胸腰筋膜—斜方肌腱膜、背阔肌腱膜—竖脊肌。深部为胸椎横突及第12肋骨。布有胸$_{11、12}$脊神经后皮支及肌支，深部为胸腔。
主　　治	胸背部疼痛，胸胁疼痛，腰痛，腹痛。
注意事项	（1）浅层结筋点在皮下脂肪层、胸腰筋膜层及固有神经孔处。深层结筋点在背阔肌、斜方肌、竖脊肌各层。 （2）行恢刺法时，应沿竖脊肌肌纤维方向，向上或向下举针。
附　　注	足太阳、少阳、阳明、少阴经筋交会。

胆俞次

位　　置	在背部，在第10胸椎棘突旁开，当竖脊肌隆起处。
局部解剖	皮肤—皮下组织—胸腰筋膜—斜方肌腱膜—竖脊肌。布有胸$_{10、11}$脊神经后皮支及肌支，深部为胸椎横突及第10肋骨和胸腔。
主　　治	胸背部疼痛，胸胁疼痛，腹痛。
注意事项	（1）浅层结筋点在皮下脂肪层、胸腰筋膜层及固有神经孔处。深层结筋点在斜方肌及竖脊肌各层。 （2）行恢刺法时，应沿竖脊肌肌纤维方向，向上或向下举针。
附　　注	足太阳、少阳、少阴经筋交会。

肝俞次

位　　置	在背部，在第9胸椎棘突旁开，当竖脊肌隆起处。
局部解剖	皮肤—皮下组织—胸腰筋膜—斜方肌腱膜—竖脊肌—第9肋骨。布有胸$_{8、9}$脊神经后皮支及肌支，深部为胸腔。
主　　治	胸背部疼痛，胸胁疼痛。
注意事项	同胆俞次。
附　　注	同胆俞次。

胃脘下俞次

位　　置	在背部，在第8胸椎棘突旁开，当竖脊肌隆起处。
局部解剖	皮肤—皮下组织—胸腰筋膜—斜方肌腱膜—竖脊肌—第8肋骨。布有胸$_7$、$_8$脊神经后皮支及肌支。深部为胸腔。
主　　治	胸背部疼痛，胸胁疼痛，胸闷，胃痛。
注意事项	同胆俞次。
附　　注	同胆俞次。

膈俞次

位　　置	在背部，当第7胸椎棘突旁开，竖脊肌隆起处。
局部解剖	皮肤—皮下组织—胸背筋膜—脊神经后支—竖脊肌—肋骨。布有胸$_6$、$_7$脊神经后皮支、肌支。深部为胸腔。
主　　治	胸背疼痛，膈肌痉挛，胸闷，胸胁疼痛。
注意事项	同胆俞次。
附　　注	同胆俞次。

督俞次

位　　置	在背部，当第6胸椎棘突旁开，竖脊肌隆起处。
局部解剖	皮肤—皮下组织—胸腰筋膜、胸$_6$脊神经固有神经孔—菱形肌—竖脊肌—肋骨。布有胸$_5$、$_6$脊神经后皮支、肌支。深层为胸腔。
主　　治	胸背疼痛，胸闷，心悸，胸胁疼痛。
注意事项	（1）浅层结筋点在皮下脂肪层、胸腰筋膜层及固有神经孔处。深层结筋点在斜方肌、菱形肌、竖脊肌各层。 （2）行恢刺法时，应沿相应肌纤维方向，向内上方举针。
附　　注	足太阳、少阴及手太阳经筋交会。

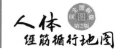

心俞次

位　　置	在背部，当第5胸椎棘突旁开，竖脊肌隆起处。
局部解剖	皮肤—皮下组织—胸腰筋膜、胸$_5$脊神经后支固有神经孔—斜方肌—菱形肌—竖脊肌—肋骨。布有胸$_4$、$_5$脊神经后支。深部为胸腔。
主　　治	胸背疼痛，胸闷，胸痛，心悸，心前区疼痛。
注意事项	（1）浅层结筋点在皮下脂肪层、胸腰筋膜层及固有神经孔处。深层结筋点在菱形肌、竖脊肌、上后锯肌各层。 （2）行恢刺法时，应沿相应肌纤维方向举针。
附　　注	足太阳、少阴及手太阳经筋交会。

厥阴俞次

位　　置	在背部，当第4胸椎棘突旁开，竖脊肌隆起处。
局部解剖	皮肤—皮下组织—胸腰筋膜、胸$_4$脊神经后支固有神经孔—斜方肌—菱形肌、上后锯肌—竖脊肌—肋骨。布有胸$_3$、$_4$脊神经后支、肌支。深部为胸腔。
主　　治	胸背疼痛、胸闷、胸痛、心悸、胸胁疼痛、心前区疼痛、哮喘。
注意事项	同心俞次。
附　　注	同心俞次。

肺俞次

位　　置	在背部，当第3胸椎旁开，竖脊肌隆起处。
局部解剖	皮肤—皮下组织—胸腰筋膜、胸$_3$脊神经后支固有神经孔—斜方肌、菱形肌、上后锯肌、竖脊肌—肋骨。布有胸$_2$、$_3$脊神经后支、肌支，深层为胸腔。
主　　治	胸背疼痛，胸闷，哮喘，心前区疼痛。
注意事项	（1）浅层结筋点在皮下脂肪层、胸腰筋膜层及固有神经孔处。深层结筋点在菱形肌、上后锯肌、竖脊肌各层。 （2）行恢刺法时，应沿各肌纤维方向举针。
附　　注	足太阳、少阴及手太阳、阳明经筋交会。

风门次

位　　置	在背部，当第2胸椎棘突旁开，竖脊肌隆起处。
局部解剖	皮肤—皮下组织—胸腰筋膜、胸$_2$脊神经固有神经孔—斜方肌、菱形肌、上后锯肌、竖脊肌—肋骨。布有胸$_{1,2}$脊神经后支、肌支。深部为胸腔。
主　　治	胸背疼痛，胸闷，心悸，哮喘，心前区疼痛。
注意事项	同肺俞次。
附　　注	同肺俞次。

大杼次

位　　置	在背部，当第1胸椎棘突旁开，当竖脊肌隆起处。
局部解剖	皮肤—皮下组织—胸背筋膜、胸$_1$神经后支固有神经孔—斜方肌、菱形肌、上后锯肌、竖脊肌—肋骨。布有胸$_1$脊神经后支、肌支。深层为胸腔。
主　　治	胸背疼痛，颈项疼痛，胸闷，哮喘，心悸。
注意事项	（1）浅层结筋点在皮下脂肪层、胸腰筋膜层。深层结筋点在菱形肌及竖脊肌等各层。 （2）行恢刺法时，应沿各肌纤维方向，向上或向下举针。
附　　注	足太阳、少阴及手太阳、少阳经筋交会。

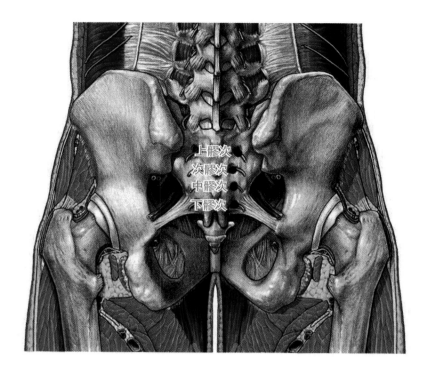

下髎次

位　　置	在骶部，当第4骶骨后孔缘处。
局部解剖	皮肤—皮下组织—胸腰筋膜、骶结节韧带、骶髂背侧韧带—臀内侧皮神经。
主　　治	腰骶疼痛，腰痛向下肢放散痛，腰痛牵引小腹疼痛。
注意事项	（1）结筋点在皮下脂肪及骶髂背侧韧带层。 （2）行恢刺法时，应沿臀内侧皮神经走行方向，向外下方举针。
附　　注	足太阳、少阳、少阴经筋交会。

中髎次

位　　置	在骶部，当第3骶后孔外侧缘处。
局部解剖	皮肤—皮下组织—胸腰筋膜、骶髂背侧韧带、臀内侧皮神经。
主　　治	腰骶疼痛，腰骶痛向下肢放散，腰骶痛引小腹疼痛。
注意事项	同下髎次。
附　　注	同下髎次。

次髎次

位　　置	在骶部，当第2骶后孔外侧缘处。
局部解剖	皮肤—皮下组织—胸腰筋膜、骶骨背侧韧带—臀内侧皮神经—骶骨。
主　　治	腰骶疼痛，腰骶疼痛向下肢放散，腰骶痛引起小腹疼痛。
注意事项	（1）结筋点在腰背筋膜、骶髂背侧韧带层，亦可出现在皮下脂肪层。 （2）行恢刺法时，应沿臀内侧皮神经走行方向，向外举针。
附　　注	足太阳、少阳、少阴经筋交会。

上髎次

位　　置	在骶部，当第1骶骨后孔外侧缘处。
局部解剖	皮肤—皮下组织—胸腰筋膜—骶髂背侧韧带—臀内侧皮神经。
主　　治	腰骶疼痛，腰骶疼痛向下肢放散痛，腰骶痛引起小腹疼痛。
注意事项	同次髎次。
附　　注	同次髎次。

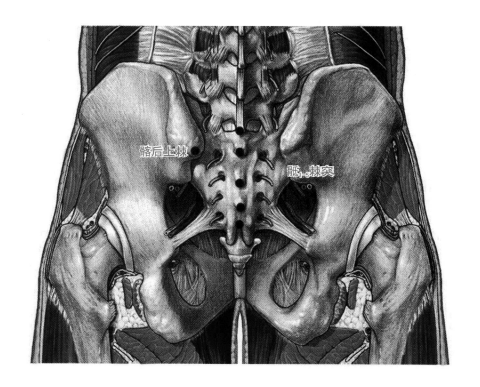

髂后上棘

位　　置	在骶部，正当髂后上棘处。
局部解剖	皮肤—皮下组织—胸腰筋膜—髂后上棘。布有臀内皮神经。
主　　治	腰骶痛、腰腿痛。
注意事项	（1）结筋点在腰背筋膜层，亦可出现在皮下脂肪层。 （2）行恢刺法时，应沿腰背筋膜方向，向上或向下举针。

骶$_5$棘突

位　　置	在骶部，正当第5骶骨棘突处。
局部解剖	皮肤—皮下组织—骶髂皮下滑液囊—骶尾背侧韧带—骶骨裂孔。布有臀内侧皮神经。深层为硬脊膜外腔。
主　　治	骶尾部疼痛，腰痛，下肢疼痛。
注意事项	（1）浅层结筋点在皮下组织层或骶骨皮下滑液囊处，深层则在骶尾背侧韧带层。 （2）行各种针法时，不宜深刺进入硬膜外腔，以免损伤马尾神经。 （3）行恢刺法时，应沿马尾神经方向，向上或向下举针。 （4）韧带层行针时，宜用细针。举针幅度应小。 （5）行水针疗法时，可将药液注入硬膜外腔。但不宜捣刺，避免马尾神经损伤。注药前应回吸，注意有无脑脊液，有脑脊液者不可注入药物。

骶₄棘突

位　　置	在骶部，正当第4骶骨棘突处。
局部解剖	皮肤—皮下组织—骶结节韧带—骶₄棘突。布有臀内皮神经。
主　　治	腰骶疼痛，腰疼痛，腰腿疼痛。
注意事项	（1）结筋点在皮下组织层，深层则在骶结节韧带层。 （2）行恢刺法时，应沿骶结节韧带方向，向外下方举针。 （3）在韧带层行针刺时，宜用细针。

骶₃棘突

位　　置	在骶部，正当第3骶骨棘突处。
局部解剖	皮肤—皮下组织—骶结节韧带—骶₃棘突。布有臀内皮神经。
主　　治	腰骶疼痛，腰疼痛，腰腿疼痛。
注意事项	（1）结筋点在皮下组织层，深层在骶结节韧带层。 （2）行恢刺法时，宜用细针，向上或向下举针。

骶₂棘突

位　　置	在骶部，正当第2骶骨棘突处。
局部解剖	皮肤—皮下组织—骶结节韧带—骶₂棘突。布有臀内皮神经。
主　　治	腰骶疼痛，腰痛，腰腿痛。
注意事项	同骶₃棘突。

骶₁棘突

位　　置	在骶部，正当第1骶骨棘突处。
局部解剖	皮肤—皮下组织—第5骶骨棘突—棘间韧带。布有腰₅脊神经后支。
主　　治	腰痛，腰骶疼痛，腰腿痛。
注意事项	（1）结筋点在皮下组织层，深层在骶棘韧带层。 （2）行恢刺法时，应向上或向下举针。

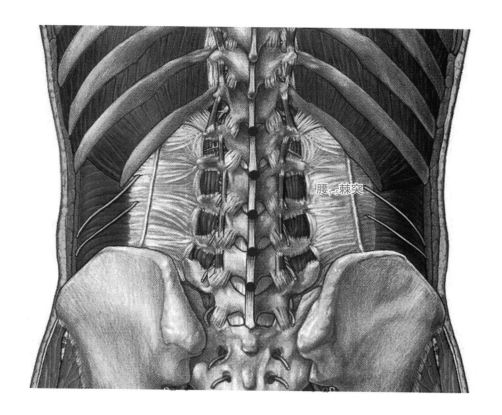

腰$_{1-5}$棘突

腰$_5$棘突

位　　置	在腰部，当第5腰椎棘突顶端处。
局部解剖	皮肤—皮下组织—背阔肌腱膜、棘上韧带、棘间韧带。布有腰$_5$脊神经后支。深部为椎管。
主　　治	腰背疼痛，腰腿痛。
注意事项	（1）结筋点在棘突顶端、上下缘及外缘处。 （2）行恢刺法时，中线上结筋点宜用细针，并沿棘上韧带向上或向下举针。举针幅度宜小。外缘结筋点应沿背阔肌肌纤维方向向外上方举针。

腰$_4$棘突

位　　置	在腰部，当第4腰椎棘突顶端处。
局部解剖	皮肤—皮下组织—背阔肌腱膜、棘上韧带、棘间韧带。布有腰$_4$脊神经后支。深部为椎管。
主　　治	腰背疼痛，腰腿痛。
注意事项	同腰$_5$棘突。

腰$_3$棘突

位　置	在腰部，当第3腰椎棘突顶端处。
局部解剖	皮肤—皮下组织—背阔肌腱膜、棘上韧带、棘间韧带。布有腰$_3$脊神经后支。深部为椎管。
主　治	腰背疼痛，腰腿痛。
注意事项	同腰$_5$棘突。

腰$_2$棘突

位　置	在腰部，当第2腰椎棘突顶端处。
局部解剖	皮肤—皮下组织—背阔肌腱膜、棘上韧带、棘间韧带。布有腰$_2$脊神经后支。深部为椎管。
主　治	腰背疼痛，腰腿痛。
注意事项	同腰$_5$棘突。

腰$_1$棘突

位　置	在腰部，当第1腰椎棘突顶端处。
局部解剖	皮肤—皮下组织—背阔肌腱膜、棘上韧带、棘间韧带。布有腰$_1$脊神经后支。深部为椎管。
主　治	腰背部疼痛，腰腿痛。
注意事项	同腰$_5$棘突。

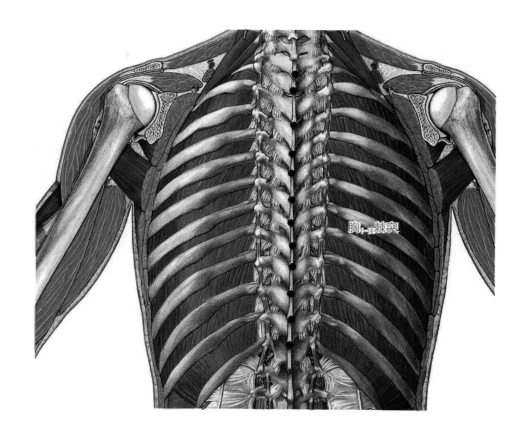

胸$_{1-12}$棘突

胸$_{12}$棘突

位　　置	在背部，当第12胸椎棘突顶端处。
局部解剖	皮肤—皮下组织—斜方肌、背阔肌腱膜、棘上韧带、棘间韧带。布有胸$_{12}$脊神经后支。深部为椎管。
主　　治	腰背疼痛。
注意事项	（1）结筋点在棘突顶端、上下缘与外侧缘处。 （2）行恢刺法时，中线结筋点应沿棘上韧带方向，向上或向下举针。外侧缘结筋点，应沿斜方肌方向，向外上方举针。

胸$_{11}$棘突

位　　置	在背部，当第11胸椎棘突顶端处。
局部解剖	皮肤—皮下组织—斜方肌腱膜、棘上韧带、棘间韧带。布有胸$_{11}$脊神经后支。深部为椎管。
主　　治	胸背疼痛。
注意事项	同胸$_{12}$棘突。

胸$_{10}$棘突

位　　置	在背部，当第10胸椎棘突顶端处。
局部解剖	皮肤—皮下组织—斜方肌腱膜、棘上韧带、棘间韧带。布有胸$_{10}$脊神经后支。深部为椎管。
主　　治	胸背疼痛。
注意事项	同胸$_{12}$棘突。

胸$_{9}$棘突

位　　置	在背部，当第9胸椎棘突顶端处。
局部解剖	皮肤—皮下组织—斜方肌腱膜、棘上韧带、棘间韧带。布有胸$_{9}$脊神经后支。深部为椎管。
主　　治	胸背疼痛。
注意事项	（1）结筋点在棘突顶端、上下缘与外侧缘处。 （2）行恢刺法时，中线结筋点应沿棘上韧带方向，向上或向下举针。外侧缘结筋点，应沿斜方肌肌纤维方向，横向举针。

胸$_{8}$棘突

位　　置	在背部，当第8胸椎棘突顶端处。
局部解剖	皮肤—皮下组织—斜方肌腱膜、棘上韧带、棘间韧带。布有胸$_{8}$脊神经后支。深部为椎管。
主　　治	胸背疼痛。
注意事项	同胸$_{9}$棘突。

胸$_{7}$棘突

位　　置	在背部，当第7胸椎棘突顶端处。
局部解剖	皮肤—皮下组织—斜方肌腱膜、棘上韧带、棘间韧带。布有胸$_{7}$脊神经后支。深部为椎管。
主　　治	胸背疼痛。
注意事项	同胸$_{9}$棘突。

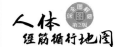

胸$_6$棘突

位　　置	在背部，当第6胸椎棘突顶端处。
局部解剖	皮肤—皮下组织—斜方肌腱膜、棘上韧带、棘间韧带。布有胸$_6$脊神经后支。深部为椎管。
主　　治	胸背疼痛，颈项痛，胸闷，心悸。
注意事项	同胸$_9$棘突。

胸$_5$棘突

位　　置	在背部，当第5胸椎棘突顶端处。
局部解剖	皮肤—皮下组织—斜方肌腱膜、菱形肌腱膜、上后锯肌腱膜、棘上韧带、棘间韧带。布有胸$_5$脊神经后支。深部为椎管。
主　　治	胸背疼痛，颈项痛，胸闷，心悸。
注意事项	同胸$_9$棘突。

胸$_4$棘突

位　　置	在背部，当第4胸椎棘突顶端处。
局部解剖	皮肤—皮下组织—斜方肌腱膜、菱形肌腱膜、上后锯肌腱膜、棘上韧带、棘间韧带。布有胸$_4$脊神经后支，深层为椎管。
主　　治	胸背疼痛，颈项痛，胸闷，心悸。
注意事项	同胸$_9$棘突。

胸$_3$棘突

位　　置	在背部，当第3胸椎棘突顶端处。
局部解剖	皮肤—皮下组织—斜方肌腱膜、菱形肌腱膜、上后锯肌腱膜、棘上韧带、棘间韧带。布有胸$_3$脊神经后支。深部为椎管。
主　　治	胸背疼痛，颈项痛，胸痛，胸闷，气短。
注意事项	同胸$_9$棘突。

胸₂棘突

位　　置	在背部，当第2胸椎棘突顶端处。
局部解剖	皮肤—皮下组织—斜方肌腱膜、菱形肌腱膜、上后锯肌腱膜、棘上韧带、棘间韧带。布有胸₂脊神经后支。深部为椎管。
主　　治	胸背疼痛，颈项痛，胸痛，胸闷，气短。
注意事项	同胸₉棘突。

胸₁棘突

位　　置	在背部，当第1胸椎棘突顶端处。
局部解剖	皮肤—皮下组织—斜方肌腱膜、菱形肌腱膜、上后锯肌腱膜、棘上韧带、棘间韧带。布有胸₁脊神经后支。深部为椎管。
主　　治	胸背部疼痛，颈项痛，胸痛，胸闷，气短。
注意事项	同胸₉棘突。

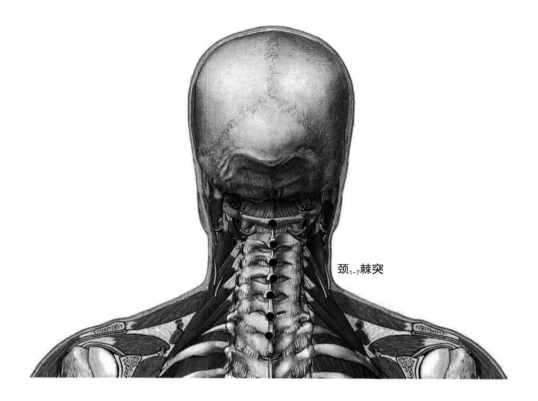

颈_{1~7}棘突

颈₇棘突

位　　置	在颈部，当第7颈椎棘突顶端处。
局部解剖	皮肤—皮下组织及脂肪垫—斜方肌腱膜、菱形肌腱膜、上后锯肌腱膜、项韧带。布有颈₇脊神经后支。深部为椎管。
主　　治	颈背疼痛，头痛，头晕。
注意事项	（1）结筋点在棘突顶端、上下缘与外缘处。 （2）行恢刺法时，应选细针，中线结筋点向上或向下举针，外缘结筋点应向外横向举针。 （3）不可深刺，防止损伤脊髓。

颈₆棘突

位　　置	在颈部，当第6颈椎棘突顶端处。
局部解剖	皮肤—皮下组织—斜方肌腱膜、菱形肌腱膜、项韧带。布有颈₆脊神经后支。深部为椎管。
主　　治	颈项及肩背疼痛，头痛，头晕。
注意事项	同颈₇棘突。

颈$_5$棘突

位　　置	在颈部，当第5颈椎棘突顶端处。
局部解剖	皮肤—皮下组织—斜方肌腱膜、菱形肌腱膜、项韧带。布有颈$_5$脊神经后支。深部为椎管。
主　　治	颈肩疼痛，头痛，头晕。
注意事项	同颈$_7$棘突。

颈$_4$棘突

位　　置	在背部，当第4颈椎棘突顶端处。
局部解剖	皮肤—皮下组织—斜方肌腱膜、菱形肌腱膜、项韧带。布有颈$_4$脊神经后支。深部为椎管。
主　　治	颈肩疼痛，头痛，头晕。
注意事项	同颈$_7$棘突。

颈$_3$棘突

位　　置	在背部，当第3颈椎棘突顶端处。
局部解剖	皮肤—皮下组织—斜方肌腱膜、项韧带。布有颈$_3$脊神经后支。深部为椎管。
主　　治	颈肩疼痛，头痛，头晕。
注意事项	同颈$_7$棘突。

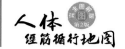

颈$_2$棘突

位　置	在颈部，当第2颈椎棘突顶端处。
局部解剖	皮肤—皮下组织—斜方肌腱膜、项韧带。布有颈$_2$脊神经后支。深部为椎管。
主　治	颈肩疼痛，头痛，头晕。
注意事项	同颈$_7$棘突。

颈$_1$棘突

位　置	在颈部，当第1颈椎棘突顶端处。
局部解剖	皮肤—皮下组织—斜方肌腱膜、项韧带。布有颈$_1$脊神经后支。深部为椎管，布有椎动脉，上方为枕骨大孔。
主　治	颈肩疼痛，头痛，头晕。
注意事项	同颈$_7$棘突。

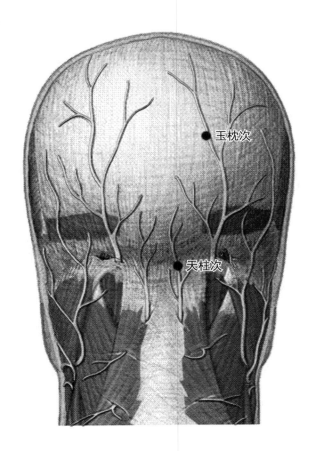

天柱次

位　　置	在颈部，当寰枢椎旁，斜方肌、颈夹肌隆起处。
局部解剖	皮肤—皮下组织—项筋膜—斜方肌、头夹肌、半棘肌、椎枕肌—颈椎横突。布有颈$_3$脊神经后支、枕大神经。
主　　治	颈项疼痛，头痛，头晕，心悸，颈肩疼痛。
注意事项	（1）浅层结筋点在项筋膜层，深部结筋点在头夹肌、半棘肌、颈夹肌各层。 （2）行恢刺法时，应沿枕大神经走行方向，向上或向下举针。 （3）结筋点表面常布有毛发，消毒前应剪除。
附　　注	足太阳、少阳及手太阳、少阳经筋交会。

玉枕次

位　　置	在头后部，当枕额肌与颅骨人字缝覆盖处。
局部解剖	头皮—皮下组织—枕额肌。布有颈$_3$脊神经、枕大神经。深层为颅骨。
主　　治	头痛、头眩晕。
注意事项	（1）结筋点在皮下筋膜层、肌层与颅骨人字缝覆盖磨损处。 （2）行恢刺法时，应沿枕大神经走行方向，向上或向下举针。 （3）消毒前应剪除毛发。

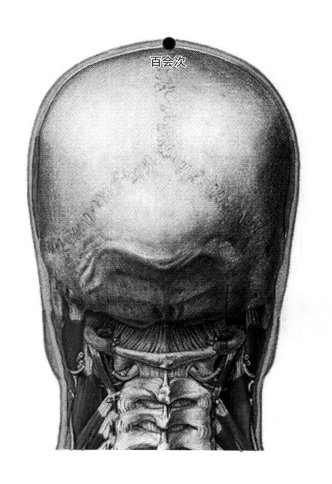

百会次

百会次

位　　置	在头顶部，当头顶冠矢点处。
局部解剖	皮肤—皮下组织—帽状筋膜。布有枕大神经、额神经支。深部为颅骨矢状缝或冠矢点。
主　　治	头痛，头晕。
注意事项	（1）结筋点在皮下筋膜层。 （2）行恢刺法时，应沿枕额肌纤维方向，向前或向后举针。 （3）消毒前应剪除毛发。
附　　注	足太阳、少阳经筋交会。

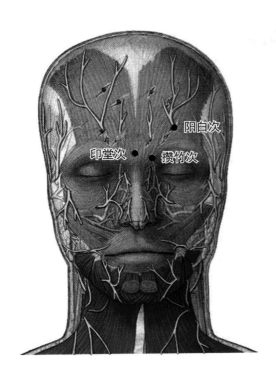

阳白次

位　　置	在额部，当额肌肌腹处。
局部解剖	皮肤—额枕肌、眶上神经—颅骨。布有三叉神经第一支。
主　　治	头痛。
注意事项	（1）结筋点在筋膜与额肌层。 （2）行恢刺法时，应选细针，沿额肌肌纤维方向举针。 （3）不宜用火针法、瘢痕灸法。

攒竹次

位　　置	在额部，当眉头下、眶上缘处。
局部解剖	皮肤—皮下组织、滑车上神经—皱眉肌—眶上缘。
主　　治	头痛，视物不清。
注意事项	（1）结筋点在皱眉肌肌层。 （2）行恢刺法时，应沿滑车神经走行方向，向上举针。不可向下，防止损伤内眦动、静脉和眼球。 （3）针后注意压迫止血。 （4）不宜用火针法、瘢痕灸法。
附　　注	足太阳、阳明经筋交会。

印堂次

位　　置	在鼻根部，当鼻根凹陷处。
局部解剖	皮肤—皮下组织—降眉肌。布有滑车上神经，深部为鼻额点。
主　　治	头痛，视物不清。
注意事项	（1）结筋点在降眉肌与鼻额点间。 （2）行恢刺法时，应沿降眉肌肌纤维方向，向下举针。用针宜细。 （3）不宜用火针法、瘢痕灸法。
附　　注	足太阳、阳明经筋交会。

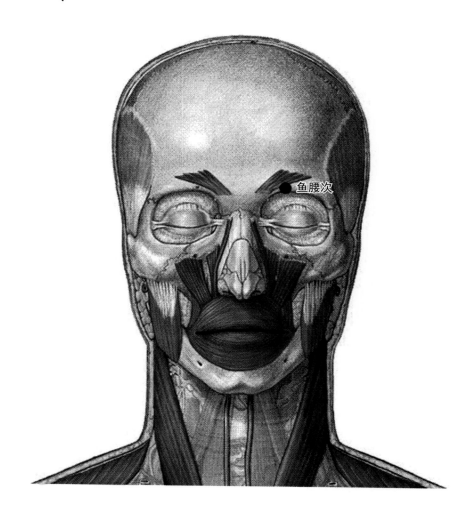

鱼腰次

鱼腰次

位　　置	在额部，当眶上缘，眶上孔处。
局部解剖	皮肤—皮下组织—眼轮匝肌—眶上孔、眶上神经。布有眶上神经及面神经支。
主　　治	头痛，视物模糊，心悸。
注意事项	（1）结筋点在眶上孔上缘处。 （2）行恢刺法时，应沿眶上神经走行方向，向上举针。注意非必要时，不可刺入眶上孔，以防神经损伤和出血。 （3）不宜用火针法、瘢痕灸法。

足少阳经筋

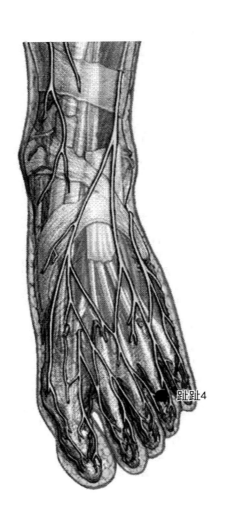

趾趾4

趾趾4

位　　置	在足背部，当第4趾，趾间关节背侧面。
局部解剖	皮肤—皮下组织—皮下滑液囊—趾间关节囊—趾间关节。布有趾背神经。
主　　治	足趾疼痛，踝关节疼痛。
注意事项	（1）结筋点在趾背皮下滑囊处。 （2）行恢刺法时，以刺中滑囊即止，不可深入趾间关节。

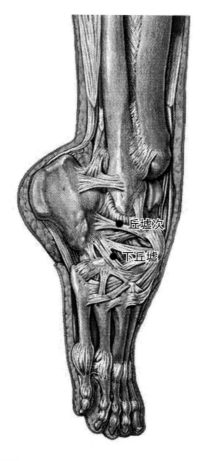

丘墟次

下丘墟

下丘墟

位　　　置	在足背部，当足跟、距、骰骨交界处。
局部解剖	皮肤—皮下组织—腓骨肌下支持带—跗骨窦。布有足背中间皮神经。
主　　　治	足踝疼痛，膝关节疼痛，腰髋疼痛。
注意事项	（1）浅层结筋点在腓骨肌下支持带层，深层结筋点在跗骨窦内。 （2）深层结筋点行恢刺法时，应松解跗骨窦内滑液囊及韧带。
附　　　注	足少阳、太阳经筋交会。

丘墟次

位　　　置	在足背部，当足外踝前下凹陷中。
局部解剖	皮肤—皮下组织—腓骨肌上支持带—距腓前韧带—踝关节。布有足外侧皮神经。
主　　　治	踝关节疼痛，膝关节疼痛，腰腿疼痛。
注意事项	（1）浅层结筋点在腓骨肌上支持带层，深层结筋点在距腓前韧带层。 （2）行恢刺法时，应沿伸趾肌腱方向，向前下方举针。
附　　　注	足少阳、太阳经筋交会。

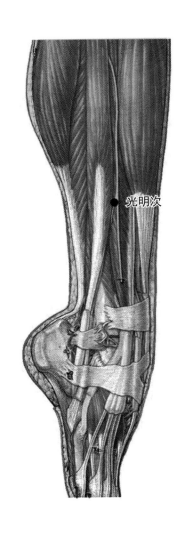

光明次

位　　置	在小腿外侧，当腓骨中下 1／3 交界、腓骨前缘处。
局部解剖	皮肤—皮下组织—小腿筋膜—腓骨短肌、趾长伸肌、踇长伸肌、胫骨前肌—小腿骨间膜。布有腓浅神经，腓肠外侧皮神经。深层有腓深神经，胫前动、静脉。
主　　治	腿痛，踝痛，膝部疼痛，腰髋疼痛，足趾发凉、麻木。
注意事项	（1）浅层结筋点在小腿筋膜层，腓浅神经穿出点。深层结筋点在腓短肌与踇长伸肌、趾长伸肌间。 （2）行恢刺法时，应沿腓浅神经、腓骨短肌循行方向，向上或向下举针。 （3）不宜深刺，避免损伤胫前血管。
附　　注	足少阳、太阳、阳明经筋交会。

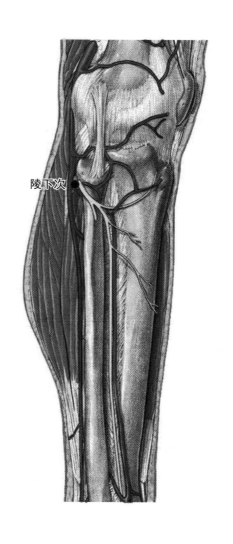

陵下次

陵下次

位　　置	在小腿外侧，当腓骨颈后下缘处。
局部解剖	皮肤—皮下组织—小腿筋膜—腓骨长肌腱弓—腓总神经—腓骨。布有腓肠外侧皮神经。
主　　治	小腿疼痛，踝关节疼痛，膝关节疼痛，腰痛，下肢麻痹、无力。
注意事项	（1）结筋点在腓骨长肌腱弓层。 （2）行恢刺法时，应沿腓总神经走行方向，向后上、前下方举针。操作过程中有触电样感觉时，应提针并改变方向，防止损伤腓总神经干。 （3）腓骨长肌在腓骨后缘上方起点，可出现数个结筋点，应分别处理。
附　　注	足少阳、太阳经筋交会。

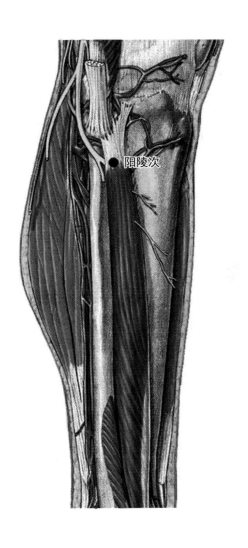

阳陵次

位　　置	在小腿外侧，当腓骨小头前缘处。
局部解剖	皮肤—皮下组织—小腿筋膜—髂胫束、趾长伸肌、胫骨前肌。布有腓肠外侧皮神经。
主　　治	小腿疼痛，膝关节疼痛，腰痛，下肢麻痹、无力。
注意事项	（1）浅层结筋点在小腿筋膜层，深层在髂胫束止点、趾长伸肌、胫骨前肌起点处。 （2）行恢刺法时，应沿胫骨前肌纤维方向，向上或向下举针。
附　　注	足少阳、太阳、阳明经筋交会。

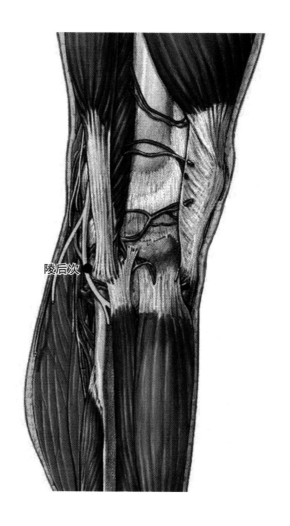

陵后次

陵后次

位　　置	在小腿外侧，当腓骨小头后侧缘处。
局部解剖	皮肤—皮下组织—小腿筋膜—股二头肌腱、腓总神经干。布有腓肠外侧皮神经。
主　　治	小腿疼痛，膝关节疼痛，腰痛，下肢麻痹、无力。
注意事项	（1）结筋点在小腿筋膜层。 （2）行恢刺法时，应沿腓总神经走行方向，向上或向下举针。 （3）出现触电样感觉时，应提针并改变针向，防止损伤腓总神经干。 （4）局部麻醉时，不宜用药过多，防止腓总神经干阻滞。
附　　注	足少阳、太阳经筋交会。

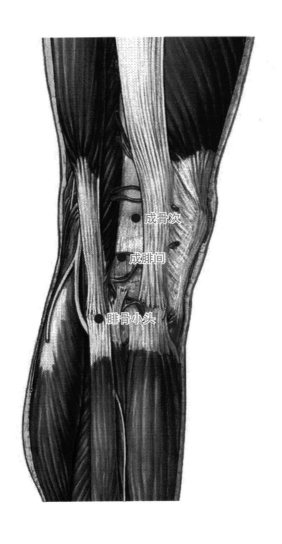

腓骨小头

位　　置	正当腓骨小头上缘处。
局部解剖	皮肤—皮下组织—小腿筋膜—膝外侧副韧带—滑液囊—腓骨。布有腓肠外侧皮神经。
主　　治	膝关节疼痛。
注意事项	（1）浅层结筋点在小腿筋膜层，深层结筋点在膝外侧副韧带下滑液囊处。 （2）行恢刺法时，应沿膝外侧副韧带方向，向上举针。
附　　注	足少阳、太阳经筋交会。

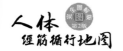

成腓间

位　　置	在膝外侧，正当膝关节间隙处。
局部解剖	皮肤—皮下组织—膝筋膜—膝外侧副韧带—滑液囊—膝关节囊。布有股外侧皮神经。
主　　治	膝关节疼痛，腰腿痛。
注意事项	（1）浅层结筋点在膝筋膜与膝外侧副韧带层，深层结筋点在膝外侧副韧带下滑液囊处。 （2）行恢刺法时，应沿膝外侧副韧带方向，向上或向下举针。 （3）不可深刺至膝关节囊中，以防半月板损伤及感染。 （4）水针注射时，不宜注入关节腔内。

成骨次

位　　置	在股外侧，正当股骨外侧髁处。
局部解剖	皮肤—皮下组织—大腿筋膜—膝外侧副韧带—滑液囊—股骨外髁。布有股外侧皮神经。
主　　治	膝关节疼痛，腰腿痛。
注意事项	（1）浅层结筋点在大腿筋膜层，深层结筋点在膝外侧副韧带下滑液囊处。 （2）行恢刺法时，应沿膝外侧副韧带方向，向下举针。
附　　注	足少阳、太阳经筋交会。

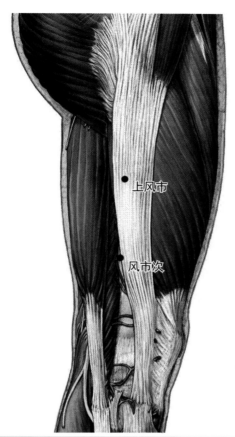

风市次

位　　置	在股外侧，股骨中点外凸处。
局部解剖	皮肤—皮下组织—腿筋膜—髂胫束、股外侧肌—股骨。布有股外侧皮神经。
主　　治	股外侧疼痛，膝关节疼痛，下肢麻痹、无力。
注意事项	（1）浅层结筋点在大腿筋膜层，深层结筋点在髂胫束与股外侧肌之间，或在其与骨面摩擦处。 （2）行恢刺法时，应沿髂胫束方向，向上或向下举针。与骨面粘连者，可用平刃针沿骨面铲剥。
附　　注	足少阳、阳明经筋交会。

上风市

位　　置	在股外侧，股骨大转子直下，股骨中下1/3交点处。
局部解剖	皮肤—皮下组织—大腿筋膜—髂胫束—股外侧肌、股二头肌肌间隔—股骨。布有股外侧皮神经。
主　　治	股外侧疼痛，股痛向小腿、足踝放散，膝关节疼痛，髋关节疼痛。
注意事项	（1）结筋点在髂胫束深面与股骨间。 （2）行恢刺法时，应沿髂胫束纤维方向，向上或向下举针。
附　　注	足少阳、太阳、阳明经筋交会。

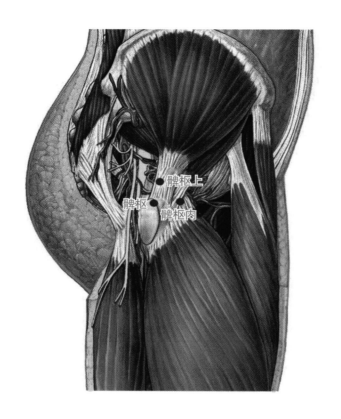

髀枢上
髀枢
髀枢内

髀枢

位　　置	在臀部，正当股骨大转子隆凸处。
局部解剖	皮肤—皮下组织、皮下滑囊—臀筋膜—臀大肌腱膜—髂胫束—大转子滑液囊—大转子。布有股外侧皮神经。
主　　治	髋股疼痛，髋部弹响，腰臀疼痛，下肢麻痹、无力。
注意事项	（1）结筋点在臀大肌筋膜及大转子滑液囊处。 （2）行恢刺法时，应沿髂胫束纤维方向，向上或向下举针。
附　　注	足少阳、太阳、阳明经筋交会。

髀枢上

位　　置	在臀部，当大转子上缘处。
局部解剖	皮肤—皮下组织—臀筋膜—阔筋膜张肌—阔筋膜张肌腱下滑囊—臀中肌—股骨转子窝。布有臀上皮神经、臀上神经。
主　　治	髋部疼痛，股膝疼痛，下腹部疼痛，腰痛向小腿放散。
注意事项	（1）浅层结筋点在臀筋膜层，深层结筋点在阔筋膜张肌腱下滑液囊处。 （2）行恢刺法时，应沿阔肌膜张肌肌纤维方向，向上举针。
附　　注	足少阳、太阳、阳明经筋交会。

髀枢内

位　　置	在髋部，当股骨大转子尖内侧缘处。
局部解剖	皮肤—皮下组织—臀筋膜—臀中肌、臀小肌、梨状肌及腱间滑液囊。布有臀上皮神经、臀上神经。深层内前方有髋关节囊。
主　　治	髋部疼痛，腰臀疼痛向小腿放散疼痛，下肢麻痹、无力。
注意事项	（1）浅层结筋点在臀筋膜下层，深层结筋点在臀中、小肌与梨状肌在大转子内上缘的共同止点及滑液囊处。 （2）行恢刺法时，应沿臀中肌肌纤维方向，向内上方举针。
附　　注	足少阳、太阳、阳明经筋交会。

人体
经筋循行地图

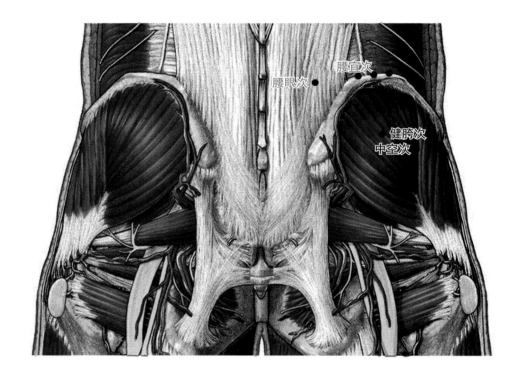

中空次

位　　置	在髋部，当大转子后缘直上，在阔筋膜张肌后缘中点处。
局部解剖	皮肤—皮下组织—臀筋膜—阔筋膜张肌、臀上神经。布有臀上皮神经。
主　　治	髋部疼痛，腰臀疼痛向下肢放散痛，下肢麻痹、无力。
注意事项	（1）浅层结筋点在臀筋膜层，深层结筋点在阔膜张肌后侧缘中点，臀上神经入肌点处。 （2）行恢刺法时，浅层沿阔筋膜张肌肌纤维方向，向上或向下举针。深层结筋点，应沿臀上神经走行方向，向内举针。
附　　注	足少阳、太阳、阳明经筋交会。

健胯次

位　　置	在髋部，当髂骨翼外侧方，臀中肌肌腹处。
局部解剖	皮肤—皮下组织—臀筋膜—臀中肌、臀小肌—髂骨翼。布有臀上皮神经。
主　　治	腰痛，髋部疼痛，腰臀疼痛向下肢放散痛，膝关节疼痛，踝关节疼痛。
注意事项	（1）浅层结筋点在臀筋膜层，深层结筋点在臀中肌、臀小肌层。 （2）行恢刺法时，应沿臀中肌肌纤维方向，向上或向下举针。

腰宜次

位　　置	在臀部，当髂嵴后缘，骶棘肌外缘与髂嵴最高点之间 2～5 点，即臀上皮神经骨纤维管处。
局部解剖	皮肤—皮下组织—臀筋膜、腰背筋膜—臀上皮神经骨性纤维管 2～5 个—臀上皮神经。布有臀上皮神经、腰$_4$脊神经后支。
主　　治	腰痛，腰痛向臀或下肢放射痛，膝关节疼痛，小腿外侧疼痛，下肢无力。
注意事项	（1）结筋点在臀筋膜或骨纤维管处，常伴有臀中肌肌痉挛团块和压痛。 （2）行恢刺法时，应沿神经纤维管走行方向，向上或向下举针。
附　　注	足少阳、太阳、阳明经筋交会。

腰眼次

位　　置	在髂嵴上方，骶棘肌外缘处。
局部解剖	皮肤—皮下组织—胸腰筋膜—背阔肌、竖脊肌、腹外斜肌—腰方肌—腰神经丛、腰$_5$横突。布有臀上皮神经、腰$_5$脊神经后皮支。深部为腹腔。
主　　治	腰痛，腰腿疼痛。
注意事项	（1）结筋点在腰三角区及髂骨翼与竖脊肌抵止处。 （2）行恢刺法时，应沿腹外斜肌肌纤维方向，向外下方举针。腹肌于髂骨翼抵止点处结筋点宜向外上方举针。 （3）注意腰三角处腰疝的鉴别，切勿针刺。宜用推拿还纳法治疗。
附　　注	足少阳、太阳、阳明经筋交会。

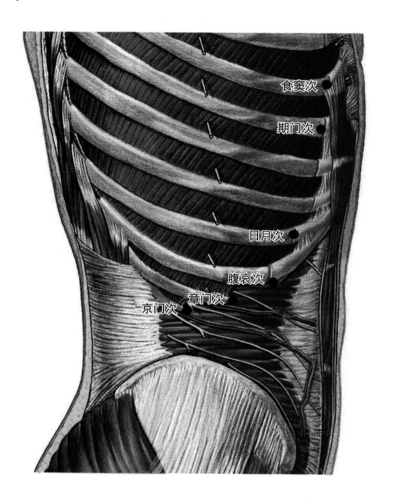

京门次

位　　置	在胁部，正当第12肋骨游离端。
局部解剖	皮肤—皮下组织—腹筋膜—腹外斜肌—腹内斜肌—腹横肌—第12肋骨。布有第11、12胸神经皮支与肌支。深层为腹腔。
主　　治	胸胁痛，腰痛，腹痛。
注意事项	（1）经筋点在腹外斜肌、腹内斜肌、腹横肌与肋骨游离端摩擦面处。 （2）行恢刺法时，应沿腹外斜肌肌纤维方向，向下举针。 （3）各种针法均不可超越肋骨端，不可深刺进入腹腔。
附　　注	足少阳、阳明、手三阴经筋交会。

章门次

位　　置	在胁部，正当第11肋骨游离端。
局部解剖	皮肤—皮下组织—胸腹筋膜—腹外斜肌—腹内斜肌、腹横肌—第11肋骨。布有第10胸神经皮支及肌支，深层为腹腔。
主　　治	胸胁痛，腰痛，腹痛，胸闷，纳呆。
注意事项	（1）结筋点在腹外斜肌肋端浅面处。 （2）行恢刺法时，应沿腹外斜肌肌纤维方向，向外上或内下方举针。 （3）针刺深度不可超越肋骨浅侧面。各种针法均不可深刺，不能进入腹腔。
附　　注	足少阳、阳明、手三阴经筋交会。

腹哀次

位　　置	在胁部，当肋骨联合中外1/3交点处。
局部解剖	皮肤—皮下组织—腹筋膜—腹外、腹内斜肌—肋骨联合。布有第6胸神经皮支，深层为腹腔。
主　　治	胸胁疼痛，腹痛，胃脘痛，胸闷，腹胀，呕恶。
注意事项	（1）结筋点在腹外斜肌腱膜与肋骨联合接触面上。 （2）行恢刺法时，可沿肋缘向下举针。 （3）不可深刺进入腹腔。
附　　注	足少阳、阳明、手三阴经筋交会。

日月次

位　　置	在胸部，当第9肋骨与肋软骨结合处。
局部解剖	皮肤—皮下组织—胸筋膜—腹外斜肌、腹内斜肌、腹横肌—肋骨。布有第9胸神经皮支及肌支，深部为腹腔。
主　　治	胸胁痛，腹痛，腹胀，呕恶，纳呆。
注意事项	（1）结筋点在腹内、外斜肌跨越肋骨联合面处。 （2）行恢刺法时，应沿斜方肌肌纤维方向，向内下方举针。 （3）各种针法均不可超越肋骨浅面，不可深刺进入胸腹腔。
附　　注	足少阳、阳明、手三阴经筋交会。

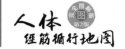

期门次

位　　置	在胁部，当第6肋骨与肋软骨连接处。
局部解剖	皮肤—皮下组织—胸筋膜—腹内斜肌、腹外斜肌、胸大肌、胸小肌—第6肋骨。布有第6胸神经皮支及肌支，深部为胸腔。
主　　治	胸痛，胸闷，腹痛，纳呆，呕恶。
注意事项	（1）结筋点在腹外斜肌、胸小肌于第6肋骨与肋软骨结合处。 （2）行恢刺法时，应沿腹外斜肌及胸小肌肌纤维方向，向外上或内下方举针。 （3）各种针法均不可超越肋骨浅面，不可深刺进入胸腔。
附　　注	足少阳、阳明、手三阴经筋交会。

食窦次

位　　置	在胸部，当第5肋骨与软骨结合部处。
局部解剖	皮肤—皮下组织—胸筋膜—胸大肌—前锯肌—肋骨。布有第5肋神经皮支及肌支，深层为胸腔。
主　　治	胸痛，胸闷，心悸，心前区痛，腹痛。
注意事项	（1）结筋点在前锯肌肋骨附着面层。 （2）行恢刺法时，应沿前锯肌肌纤维方向，向外或向内举针。 （3）任何针法均不可深刺超越肋骨浅面，不可深入胸腔。
附　　注	足少阳、手三阴经筋交会。

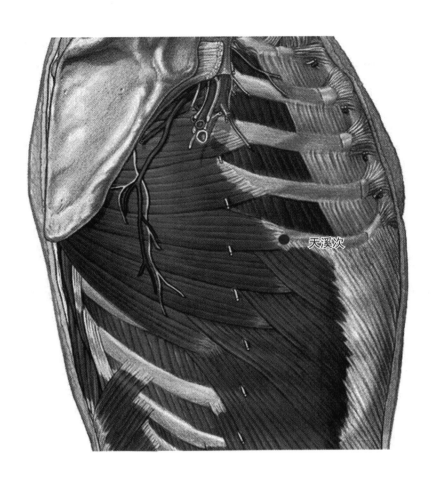

天溪次

天溪次

位　　置	在侧胸部，当前锯肌于第4肋骨浅面附着处。
局部解剖	皮肤—皮下组织—胸筋膜—胸大肌—前锯肌—第4肋骨。布有第4肋神经皮支和肌支，深层为胸腔。
主　　治	胸痛，胸闷，心悸，心前区痛。
注意事项	同食窦次。
附　　注	足少阳、太阳、手三阴经筋交会。

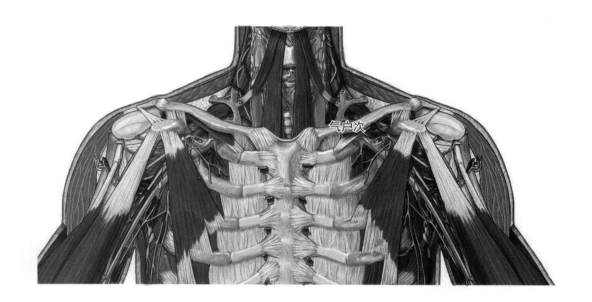

气户次

位　　置	在胸部，当锁骨中外 1／3 交点、锁骨下缘处。
局部解剖	皮肤—皮下组织—胸筋膜—胸大肌—锁骨下肌、喙锁韧带、肋锁韧带。布有锁骨上神经。深层为锁骨下动脉，胸腔。
主　　治	胸痛，胸闷，气短，肩痛。
注意事项	（1）结筋点在锁骨下肌肌腹层。 （2）行恢刺法时，应沿锁骨下肌肌腹方向，横行向内或向外举针。 （3）各种针法均不可超越锁骨下肌。以防损伤其下的锁骨下动脉，不可进入胸腔。
附　　注	足少阳、太阳、手太阴经筋交会。

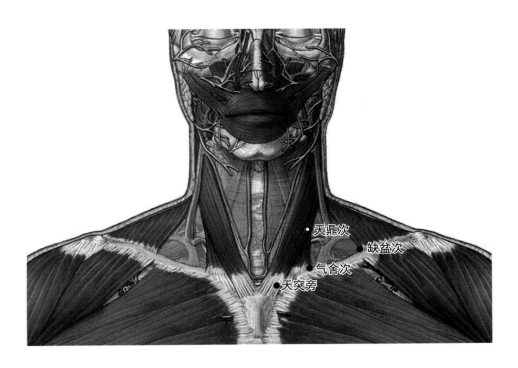

天鼎次

缺盆次

气舍次

天突旁

缺盆次

位　　置	在颈部，锁骨上窝内，当第1肋骨斜角肌结节处。
局部解剖	皮肤—皮下组织—颈筋膜—前斜角肌、臂丛神经、第1肋骨。布有锁骨上神经。深部为胸腔。
主　　治	胸痛，颈肩痛，胸闷，上肢麻木、无力。
注意事项	（1）结筋点在第1肋骨斜角肌结节处。 （2）禁用毫针、火针、水针注射等法，防止刺入胸腔。 （3）宜采用推拿法，对结筋点行强力推拿和弹拨法。
附　　注	足三阳、手太阴经筋交会。

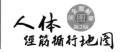

气舍次

位　置	在颈部，当锁骨中内 1/3 交点，锁骨上缘，胸锁乳突肌锁骨头止点处。
局部解剖	皮肤—皮下组织—颈阔筋膜—胸锁乳突肌锁骨头、锁骨。布有锁骨上内侧神经、颈横神经、面神经颈支。深层为胸腔、星状神经节。
主　治	颈项疼痛，项强，胸闷，头痛。
注意事项	（1）结筋点在胸锁乳突肌锁骨头上的止点处。 （2）行恢刺法时，应沿胸锁乳突肌肌纤维方向，向上举针。 （3）各种针法均不应超越锁骨上缘。不可深刺进入胸腔。
附　注	足少阳、阳明经筋交会。

天突旁

位　置	在颈根部，当胸骨切迹上缘锁骨端。
局部解剖	皮肤—皮下组织—颈阔筋膜—胸锁乳突肌胸骨头、胸骨体。布有锁骨上皮神经。深层为胸腔。
主　治	颈项疼痛，胸闷，气短，梅核气。
注意事项	（1）结筋点在胸锁乳突肌胸骨头于胸骨抵止点处。 （2）行恢刺法时，应沿胸骨头肌纤维方向，向外上方举针。 （3）各种针法均不宜深刺，不可超越胸骨内缘。不可深入胸腔。
附　注	足少阳、阳明经筋交会。

天鼎次

位　置	在侧颈部，正当胸锁乳突肌胸骨头与锁骨头结合部。
局部解剖	皮肤—皮下组织—颈阔筋膜—胸锁乳突肌。布有锁骨上神经、颈横神经。深层为颈总动脉、静脉。
主　治	颈项疼痛，头痛，斜颈。
注意事项	（1）结筋点在胸锁乳突肌胸骨头与锁骨头结合处。 （2）行恢刺法时，应沿胸锁乳突肌肌纤维方向，向上或向下举针。 （3）任何针法不宜深刺超越胸锁乳突肌，不可损伤深面的颈总动脉、静脉。
附　注	足少阳、阳明经筋交会。

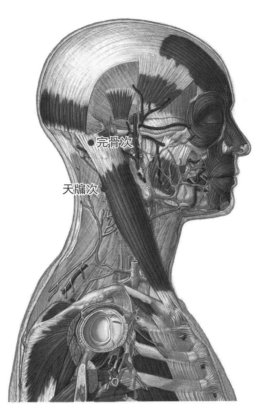

天牖次

位　　置	在颈部，当胸锁乳突肌后缘中上1／3交点处。
局部解剖	皮肤—皮下组织—枕小神经、颈横神经、耳大神经、颈前皮神经—胸锁乳突肌、副神经—颈丛（颈丛皮神经、膈神经支）—中斜角肌、肩胛提肌—颈袢（颈神经、舌下神经）。深部为颈动、静脉，交感神经颈段。
主　　治	颈肩痛，咽异物感，上肢冷痛，面血管扩张，少汗，瞳孔缩小，上睑下垂，眼球内陷。
注意事项	（1）浅层结筋点在皮下胸锁乳突肌浅面；中层在胸锁乳突肌肌层；深层结筋点在斜角肌浅面。 （2）行恢刺法时，应沿胸锁乳突肌肌纤维方向，向上或向下举针。 （3）深层为颈总动脉、静脉，故不宜深刺，避免血管损伤。深层结筋点宜用理筋推拿法治疗。
附　　注	足少阳、足太阳、手少阳、手太阳经筋交会。

完骨次

位　　置	在头部，当耳后乳突下缘处。
局部解剖	皮肤—皮下组织—胸锁乳突肌、头夹肌、头最长肌—乳突。布有耳大神经、枕小神经。深层当茎乳突孔、面神经。
主　　治	颈项痛，头痛，口渴，斜颈。
注意事项	（1）经筋点在枕骨乳突部，胸锁乳突肌抵止处。 （2）行恢刺法时，应沿胸锁乳突肌肌纤维方向，向内下方举针。 （3）消毒时，应剪除毛发。
附　　注	手、足少阳、太阳经筋交会。

人体
经筋循行地图

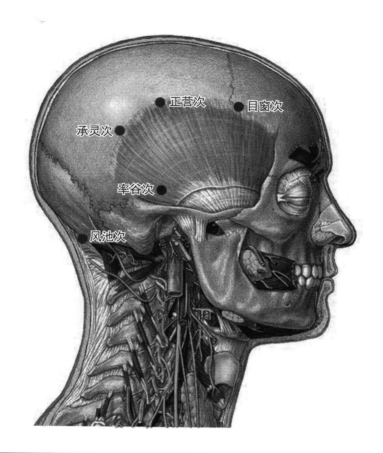

风池次

位　　置	在枕部，当枕骨上、下项线斜方肌、椎枕肌抵止处。
局部解剖	皮肤—皮下组织—斜方肌、枕大神经、枕小神经—头夹肌、头最长肌、颈夹肌—头后大小直肌、头后上下斜肌、椎动脉—枕骨。
主　　治	头痛，项强痛，头晕，心悸，视物不清。
注意事项	（1）结筋点在斜方肌、椎枕诸肌、竖脊诸肌在枕骨的抵止点处。 （2）行恢刺法时，应沿枕大神经走行方向，沿骨面向上举针。
附　　注	手、足少阳、太阳经筋交会。

率谷次

位　　置	在侧头部，耳尖直前、上一横指处。
局部解剖	皮肤—皮下组织—颞筋膜—耳上肌、颞肌。布有枕大神经、耳颞神经。深部为颅骨。
主　　治	偏头痛，咀嚼痛，颈项痛。
注意事项	（1）结筋点在颞筋膜层，耳上肌、颞肌的颅缝隆起处。 （2）行恢刺法时，应沿耳颞神经、动脉、静脉的走行方向，向上举针。 （3）头部应剪除毛发消毒，用针宜细，出针应按压1分钟，防止出血。
附　　注	手、足少阳、太阳经筋交会。

承灵次

位　　置	在侧头部，当耳后乳突直上，与上下颞线交点处。
局部解剖	皮肤—皮下组织—帽状筋膜—颞肌—颅骨上下颞线。布有枕大神经、耳颞神经。
主　　治	偏头痛，头晕。
注意事项	（1）结筋点在颞筋膜、颞肌于颅骨上下颞线起点处。 （2）行恢刺法时，应沿颞肌肌纤维方向，向下举针。 （3）宜用细针，出针应按压1分钟。 （4）应剪除头发消毒。
附　　注	手、足少阳、太阳经筋交会。

正营次

位　　置	在侧头部，正当耳尖直上，与上下颞线交点处。
局部解剖	皮肤—皮下组织—颞筋膜—颞肌—颅骨上下颞线。布有枕大神经、耳颞神经、眶上神经。
主　　治	偏头痛，头晕。
注意事项	同承灵次。
附　　注	手、足少阳、太阳、阳明经筋交会。

目窗次

位　　置	在侧头部，当耳前发际直上，交上下颞线处。
局部解剖	皮肤—皮下组织—颞筋膜—颞肌—上下颞线。布有眶上神经、耳颞神经。
主　　治	偏头痛，头晕。
注意事项	同承灵次。
附　　注	手、足少阳、太阳、阳明经筋交会。

足阳明经筋

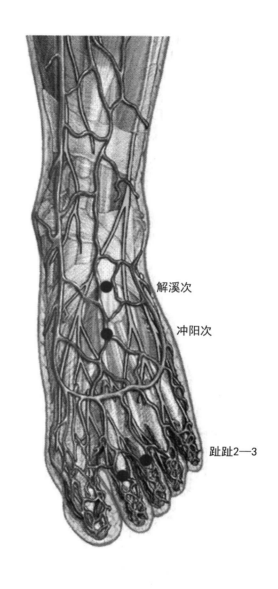

解溪次

冲阳次

趾趾2—3

趾趾2—3

位　　置	在足趾部，当足第2、3趾近侧趾关节背侧面。
局部解剖	皮肤—皮下组织—皮下滑液囊—趾关节囊。
主　　治	趾关节疼痛，足踝疼痛。
注意事项	（1）结筋点在皮下滑液囊处。 （2）行恢刺法时，不宜深入关节腔内。

冲阳次

位　　置	在足背部，当足背距舟和舟楔关节处。
局部解剖	皮肤—皮下组织—趾伸肌腱、距舟韧带、舟楔韧带—跗骨关节。布有足背皮神经。
主　　治	足踝疼痛，足趾疼痛。
注意事项	（1）结筋点灶点在距舟、距楔韧带层或趾伸肌腱鞘层。 （2）行恢刺法时，应沿足背动脉方向，向上或向下举针。 （3）进针前，先触清足背动脉位置，避开进针。

解溪次

位　　置	在踝横纹上，正当长伸肌腱、趾长伸肌腱与踝前伸肌支持带交错处。
局部解剖	皮肤—皮下组织—伸肌上下支持带—长伸肌腱鞘、趾长伸肌腱鞘—长伸肌腱、趾长伸肌腱—胫骨、距骨。布有足背皮神经、腓深神经。
主　　治	踝关节疼痛，足趾疼痛，小腿疼痛、膝关节疼痛。
注意事项	（1）结筋点在伸肌支持带与长、趾长伸肌腱腱鞘层。 （2）行恢刺法时，应沿长、趾长伸肌腱方向，向上或向下举针。
附　　注	足阳明、少阳、太阴经筋交会。

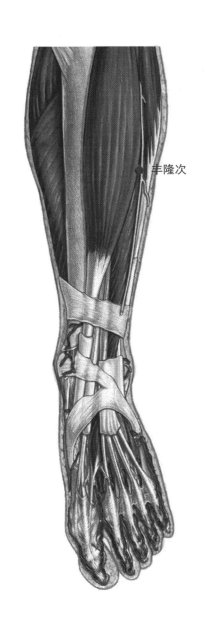

丰隆次

丰隆次

位　置	在小腿中份前面，当趾长伸肌下长伸肌起点处。
局部解剖	皮肤—皮下组织—小腿筋膜—腓骨长、短肌—长伸肌、趾长伸肌—腓骨。布有腓肠外侧皮神经、腓深神经。深层有胫神经及胫动、静脉。
主　治	小腿疼痛，踝关节疼痛，趾痛，膝关节疼痛，下肢无力。
注意事项	（1）结筋点在小腿筋膜与长伸肌、趾长伸肌间腱膜处。 （2）行恢刺法时，应沿肌纤维方向，向上或向下举针。 （3）不宜深刺，防止损伤深部胫神经及胫动、静脉。
附　注	足阳明、少阳、太阴经筋交会。

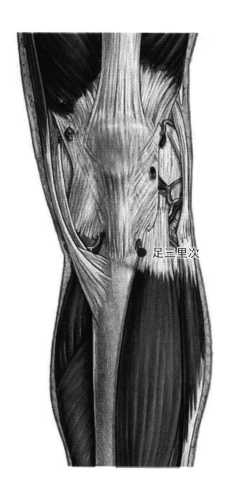

足三里次

足三里次

位　　置	在小腿前面，胫骨外侧髁胫骨前肌起点处。
局部解剖	皮肤—皮下组织—小腿筋膜—胫骨前肌—胫骨。布有腓肠外侧皮神经。深层胫前动、静脉及其属支。
主　　治	小腿疼痛，膝关节疼痛，下肢无力。
注意事项	（1）结筋点在小腿筋膜层，或在胫骨前肌、趾长伸肌于胫骨起点处。 （2）行恢刺法时，应沿胫骨前肌方向，向上或向下举针。
附　　注	足阳明、少阳经筋交会。

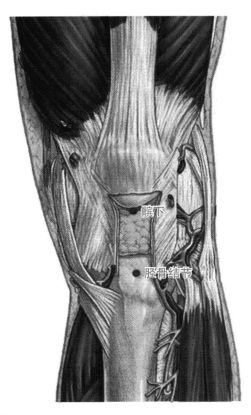

胫骨结节

位　　置	在小腿前面，正当胫骨结节上缘。
局部解剖	皮肤—皮下组织—小腿筋膜—皮下滑液囊—髌韧带—髌韧带下滑液囊—胫骨。布有腓肠皮神经、隐神经。
主　　治	小腿疼痛，膝关节疼痛。
注意事项	（1）浅层结筋点在皮下滑液囊处，深层结筋点在腱下滑液囊处，或在髌腱止点处。 （2）行恢刺法时，应沿髌韧带旁进针，勿损伤髌韧带。应沿髌韧带纤维方向，向上举针。
附　　注	足阳明、少阳经筋交会。

髌下

位　　置	在髌骨下缘，髌股关节面处。
局部解剖	皮肤—皮下筋膜—皮下滑液囊—髌韧带—髌韧带下滑液囊—膝脂体。布有腓肠皮神经、股神经皮支、隐神经髌下支。深层为膝关节囊。
主　　治	膝关节疼痛，腘窝疼痛，小腿、踝部、足跟疼痛。
注意事项	（1）浅层结筋点在髌下缘皮下滑囊处。深层结筋点在髌韧带下滑囊下，膝脂体与髌股关节面联结处。 （2）行恢刺法时，皮下滑囊处结筋点可向上或向下举针。深层结筋点应沿髌韧带外缘进针，不可损伤髌韧带。行膝脂体结筋点恢刺法时，应向髌骨内下缘，并纵向举针。 （3）不可深刺误入关节腔。
附　　注	足阳明、太阳、少阳经筋交会。

人体
经筋循行地图

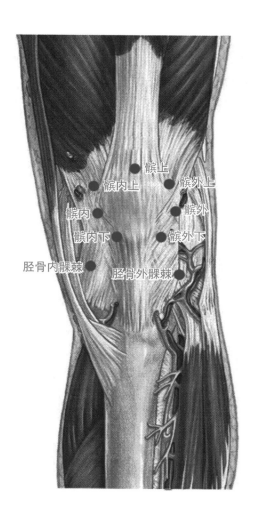

髌上

位　　置	在膝部，正当髌骨前顶部。
局部解剖	皮肤—皮下组织—膝筋膜—髌上滑液囊—髌韧带。布有股神经皮支、隐神经支。深层为髌骨。
主　　治	膝关节疼痛。
注意事项	（1）结筋点在髌上滑囊处。 （2）行恢刺法时，沿髌韧带方向，向上或向下举针。
附　　注	足阳明、太阳、少阳经筋交会。

胫骨外髁棘

位　　置	在膝部，当胫骨外前髁高凸处。
局部解剖	皮肤—皮下组织—膝筋膜—膝外侧副支持带止点—胫骨。布有股神经皮支。
主　　治	膝关节疼痛，下肢无力，足跟痛，髋关节疼痛。
注意事项	（1）结筋点在膝筋膜与膝外侧副支持带止点处。 （2）行恢刺法时，应沿膝外副支持带纤维方向，向内上或向外下方举针。
附　　注	足三阳经筋交会。

髌外下

位　　置	在膝部，当髌骨外下缘处。
局部解剖	皮肤—皮下筋膜—膝筋膜—膝外侧副支持带、膝关节囊皱襞。布有股神经皮支。深层内侧为膝关节囊。
主　　治	膝关节疼痛，小腿疼痛，踝关节疼痛，足跟疼痛。
注意事项	（1）结筋点在外侧副支持带起点处。 （2）行恢刺法时，应沿膝外侧副支持带纤维方向，向外下方举针。 （3）不宜向内深刺，防止损伤关节囊，或进入膝关节。
附　　注	足三阳经筋交会。

髌外

位　　置	在膝部，正当髌骨外缘中点。
局部解剖	皮肤—皮下组织—膝筋膜—股外侧肌腱膜—膝关节囊皱襞。布有股神经皮支，膝周血管。
主　　治	膝关节疼痛，踝关节疼痛，足跟疼痛。
注意事项	（1）结筋点在膝筋膜、股外侧肌腱膜的膝神经、血管丰富区。 （2）行恢刺法时，应沿神经、血管走行方向，向外举针。
附　　注	足三阳经筋交会。

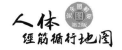
髌外上

位　　置	在膝部，正当髌骨外缘上份。
局部解剖	皮肤—皮下组织—膝筋膜—股外侧肌腱膜。布有股神经皮支。深层为股骨。内侧为膝关节囊。
主　　治	膝关节疼痛。
注意事项	（1）结筋点在膝筋膜、股外侧肌腱膜处。 （2）行恢刺法时，应沿股外侧肌肌纤维方向，向外上方举针。不宜向内，防止损伤关节囊。
附　　注	足三阳经筋交会。

胫骨内髁棘

位　　置	在膝部，当胫骨内上髁前内侧隆起处。
局部解剖	皮肤—皮下组织—小腿筋膜—膝内侧副支持带止点—胫骨内上髁。布有隐神经、小腿内侧皮神经。
主　　治	膝关节疼痛，鼠蹊部疼痛，小腿及足踝疼痛，足跟疼痛。
注意事项	（1）结筋点在膝内侧副支持带止点处。 （2）行恢刺法时，应沿膝内侧副支持带方向，向内下或外上方举针。
附　　注	足阳明、太阴经筋交会。

髌内下

位　　置	在膝部，当髌骨内下缘，髌内侧副支持带起始部。
局部解剖	皮肤—皮下组织—膝筋膜—髌内侧副支持带—膝关节囊。布有隐神经膝支。深层为膝关节。
主　　治	膝部疼痛，髋部疼痛，小腿及足踝部疼痛，足跟疼痛。
注意事项	（1）结筋点在髌内侧缘，髌副支持带起始部。 （2）行恢刺法时，应沿髌内侧副支持带纤维方向，向内下方举针。 （3）不宜向外上方深刺，以防进入关节腔。
附　　注	足阳明、太阴经筋交会。

髌内

位　　置	在髌骨内侧缘中点处。
局部解剖	皮肤—皮下组织—膝筋膜—膝内侧血管区—膝关节囊。布有隐神经膝支。深层为膝关节。
主　　治	膝部疼痛，髋部疼痛，小腿及足踝部疼痛，足跟疼痛。
注意事项	（1）结筋点在髌内侧缘血管区处。 （2）行恢刺法时，应向内横向举针。 （3）不宜向外深刺，以防进入关节腔。
附　　注	足阳明、太阴经筋交会。

髌内上

位　　置	在膝部，当髌骨内侧缘上份。
局部解剖	皮肤—皮下组织—膝筋膜—股内侧肌腱。布有隐神经膝支。深层为膝关节。
主　　治	膝部疼痛，髋部疼痛，小腿及足踝部疼痛，足跟疼痛。
注意事项	（1）结筋点在髌骨内上缘处。 （2）行恢刺法时，应沿股内侧肌肌纤维方向，向内上方举针。 （3）不宜向外下方深刺，避免进入膝关节腔。
附　　注	足阳明、太阴经筋交会。

人体
经筋循行地图

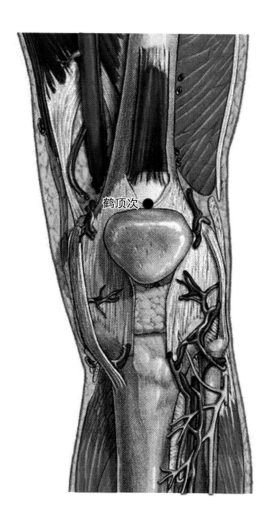

鹤顶次

位　　置	在膝部，正当髌骨上缘处。
局部解剖	皮肤—皮下组织—股筋膜—股直肌腱、股中间肌腱、腱下脂肪垫—股骨。布有股神经皮支、肌支。
主　　治	膝关节疼痛，髋关节疼痛，腰痛，下肢麻痹、无力。
注意事项	（1）结筋点在股直肌与股中间肌及腱下脂肪垫处。 （2）行恢刺法时，应沿股直肌、股中间肌肌纤维方向，向上举针。
附　　注	足三阳经筋交会。

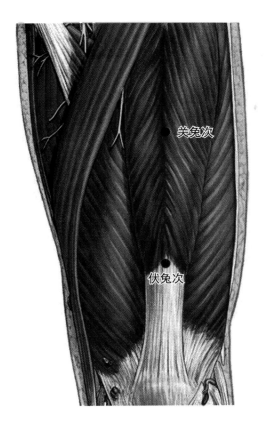

伏兔次

位　　置	在股前侧面，当股直肌腱起始处。
局部解剖	皮肤—皮下组织—股筋膜—股直肌肌纤维与肌腱结合部—股中间肌—股骨。布有股神经皮支、肌支，股外侧皮神经。深部内侧有股神经、股动脉、股静脉通过。
主　　治	大腿疼痛，膝部疼痛，髋部疼痛，下腹痛。
注意事项	（1）结筋点在股筋膜与股直肌腱起始部处。 （2）行恢刺法时，应沿股直肌肌纤维方向，向上举针。 （3）不宜向内深刺，以防损伤股神经与血管。
附　　注	足阳明、太阴经筋交会。

关兔次

位　　置	在股前部中份，股直肌与股外侧肌之间。
局部解剖	皮肤—皮下组织—股筋膜—肌直肌、股外侧肌及其间深筋膜。布有股外侧神经、股神经皮支、肌支。深部为股中间肌、股骨。
主　　治	腿痛，下肢无力、麻痹，膝部疼痛，髋部疼痛。
注意事项	（1）结筋病灶点在股筋膜与股直肌、股外侧肌筋膜结合部。 （2）行恢刺法时，应沿股直肌、股外侧肌肌纤维方向，向上或向下举针。
附　　注	足阳明、太阴经筋交会。

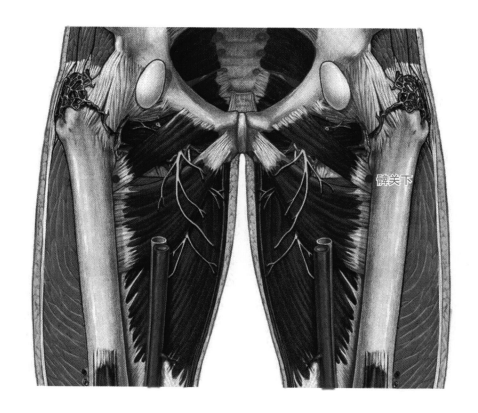

髀关下

髀关下

位　　置	在股前部上方，当股骨小转子下缘处。
局部解剖	皮肤—皮下组织—股筋膜—肌直肌、缝匠肌间隙—耻骨肌—耻骨肌腱下滑液囊—股骨耻骨肌线。布有股外侧皮神经、股神经肌支。
主　　治	腿痛，耻骨阴部疼痛，股外展疼痛，少腹疼痛。
注意事项	（1）浅层结筋点在股筋膜层。深层结筋点在耻骨肌滑囊及耻骨肌止点处。 （2）行恢刺法时，浅层结筋点沿股直肌方向，向下举针。深层结筋点沿耻骨肌方向，向内上方举针，但举针幅度宜小，不可举入股直肌及缝匠肌层，不可横行向内，以免损伤股神经及股动、静脉。
附　　注	足阳明、太阴经筋交会。

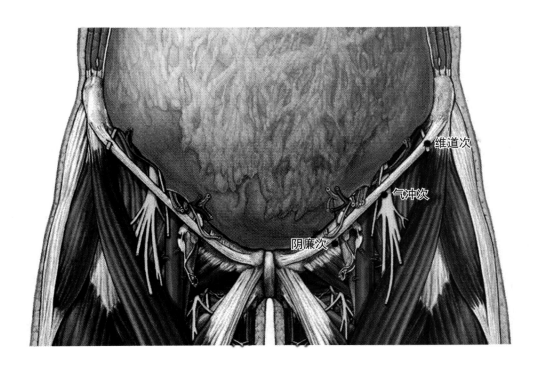

维道次

位　　置	在腹股沟部，正当髂前下棘处。
局部解剖	皮肤—皮下组织—股筋膜—腹股沟韧带—髂腰肌—股直肌起点—股直肌腱下滑液囊、髂耻囊—髂前下棘。布有髂腹股沟神经支，其内侧为股神经与股动、静脉。
主　　治	大腿疼痛，下肢麻痹、无力，下肢冷痛，少腹疼痛。
注意事项	（1）浅层结筋点在股筋膜与腹股沟韧带下，髂腰肌肌束中；深层结筋点在髂前下棘上，股直肌腱下滑囊、髂耻囊处。 （2）行恢刺法时，浅层结筋点应沿髂腰肌方向，向下举针。深层结筋点应沿股直肌方向，向稍内下方向举针。 （3）不宜向上或向内举针，防止误入腹腔或损伤股神经及股动、静脉。
附　　注	足阳明、太阴经筋交会。

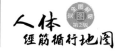

气冲次

位　置	在腹股沟部，当腹股沟韧带中点，股动脉外侧缘处。
局部解剖	皮肤—皮下组织—腹筋膜—腹股沟韧带—腰大肌、股神经、股动脉、股静脉—髂骨。布有髂腹股沟神经。
主　治	下肢麻痹、无力，鼠蹊部疼痛，腰痛，腰腹痛，下肢疼痛，膝关节疼痛。股四头肌萎缩。
注意事项	（1）结筋点在腹股沟肌腔隙中。 （2）行恢刺法时，应沿股神经走行方向，向下举针。不可向内侧进针，避开股动脉、股静脉。不可深刺，不可向上刺入腹腔。 （3）不宜向外深刺，以防进入髋关节腔。
附　注	足阳明、太阴经筋交会。

阴廉次

位　置	在股内侧，当耻骨上支的耻骨梳处。
局部解剖	皮肤—皮下组织—股筋膜—耻骨肌—耻骨上支、耻骨梳。布有髂腹股沟神经、闭孔神经。深层为闭孔及小腹腔。
主　治	股阴部疼痛，大腿外展疼痛，少腹疼痛，痛经。
注意事项	（1）结筋点在耻骨肌于耻骨上支的起点处。 （2）行恢刺法时，应沿耻骨肌肌纤维方向，向外下举针。 （3）针刺不宜过深，防止深入腹腔，损伤其中神经和脏器。
附　注	足阳明、太阴、厥阴、少阴经筋交会。

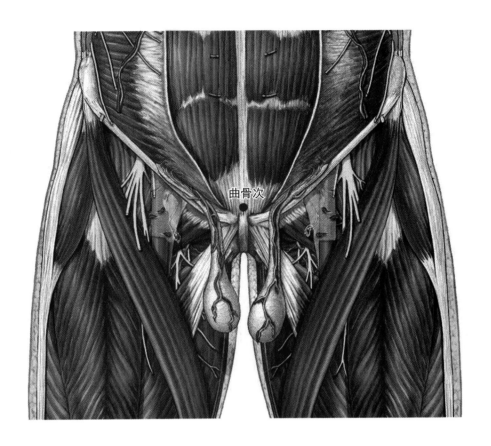

曲骨次

位 置	在下腹部，正当耻骨联合上缘中点。
局部解剖	皮肤—皮下组织—腹筋膜—腹白线、腹直肌腱膜。布有胸$_{12}$神经皮支、髂腹下神经。深层为腹腔。
主 治	下肢疼痛、下腹疼痛。
注意事项	（1）结筋点在腹直肌联合腱、腹白线在耻骨联合的起点处。 （2）行恢刺法时，当沿前正中线向上举针。 （3）不可深刺，以免深入腹腔损伤内脏。
附 注	足阳明、太阴、厥阴、少阴经筋交会。

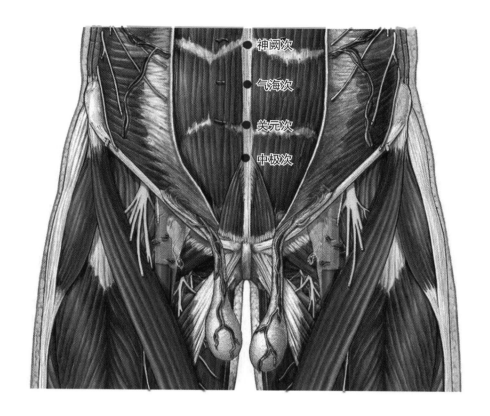

神阙次

气海次

关元次

中极次

中极次

位　　置	在下腹部正中线，当锥状肌止点处。
局部解剖	皮肤—皮下组织—腹白线、锥状肌。布有胸神经皮支、髂腹下神经分支。深层为腹腔。
主　　治	下腹疼痛。
注意事项	（1）结筋点在腹白线上，锥状肌止点处。 （2）行恢刺法时，沿腹白线向上或向下举针。 （3）不可深刺，避免深入腹腔造成内脏损伤。

关元次

位　　置	在下腹部正中线上，当腹白线与弓状线交点处。
局部解剖	皮肤—皮下组织—腹白线、弓状线。布有胸神经皮支。深层为腹腔。
主　　治	下腹疼痛。
注意事项	（1）结筋点在腹白线与弓形线交点之薄弱区处。 （2）行恢刺法时，应沿腹白线向上或向下举针。 （3）不可深刺，避免深入腹腔，损伤内脏。
附　　注	足阳明、太阴、厥阴、少阴经筋交会。

气海次

位　　置	在下腹部正中线上，当脐下腹横纹处。
局部解剖	皮肤—皮下组织—腹白线。布有胸$_{10}$脊神经皮支。深层为腹腔。
主　　治	下腹疼痛。
注意事项	（1）结筋点在皮下浅筋膜或腹白线层。 （2）行恢刺法时，应沿腹白线，向上或向下举针。 （3）不可深刺进入腹腔。
附　　注	足阳明、太阴、厥阴、少阴经筋交会。

神阙次

位　　置	在腹部正中线上，当脐中处。
局部解剖	皮肤—皮下组织—结缔组织—腹膜。深层为腹腔。布有胸$_{10}$脊神经皮支。
主　　治	腹痛。
注意事项	（1）结筋点在脐窝内。 （2）不宜用各种针刺法。 （3）注意有脐疝疝出者，应用推拿法还纳。

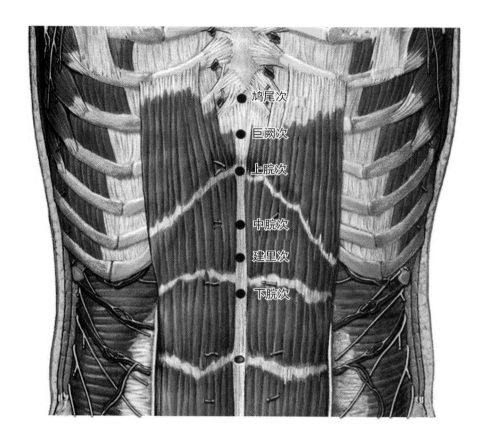

鸠尾次
巨阙次
上脘次
中脘次
建里次
下脘次

下脘次

位　　置	在腹部正中线，当腹直肌下腱划水平处。
局部解剖	皮肤—皮下组织—腹白线—腹膜。布有胸$_9$脊神经皮支。深部为腹腔。
主　　治	腹痛。
注意事项	（1）结筋点在腹白线层或浅筋膜层。 （2）行恢刺法时，应沿腹白线向上或向下举针。 （3）不可针刺过深进入腹腔。
附　　注	足阳明、足三阴、手少阴经筋交会。

建里次

位　　置	在中腹前正中线上，当腹直肌中腱划水平处。
局部解剖	皮肤—皮下组织—腹白线—腹膜。布有胸$_8$脊神经皮支。深部为腹腔。
主　　治	腹痛。
注意事项	（1）结筋点在浅筋膜层或在腹白线层。 （2）行恢刺法时，应沿腹白线方向，向上或向下举针。 （3）不可深刺，禁止刺入腹腔。
附　　注	足阳明、足三阴、手少阴经筋交会。

中脘次

位　　置	在上腹部正中线上，当腹直肌上腱划水平处。
局部解剖	皮肤—皮下组织—腹白线—腹膜。布有胸$_8$脊神经皮支。深部为腹腔。
主　　治	腹痛。
注意事项	（1）结筋点在皮下浅筋膜层或腹白线层。 （2）行恢刺法时，应沿腹白线方向，向上或向下举针。 （3）诸针法均不宜过深，不可进入腹腔。
附　　注	足阳明、足三阴、手少阴经筋交会。

上脘次

位　　置	在上腹部正中线上，当腹直肌上腱划上方水平处。
局部解剖	皮肤—皮下组织—腹白线—腹膜。布有胸$_7$脊神经皮支。深部为腹腔。
主　　治	腹痛。
注意事项	（1）结筋点在皮下浅筋膜层或腹白线层。 （2）行恢刺法时，应沿腹白线方向，向上或向下举针。 （3）诸针法均不宜深刺，不可进入腹腔。
附　　注	足阳明、足三阴、手少阴经筋交会。

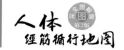

巨阙次

位　　置	在上腹部前正中线上，当上脘次与鸠尾次之间。
局部解剖	皮肤—皮下组织—腹白线—腹膜。布有胸$_7$脊神经前皮支。深部为腹腔。
主　　治	腹痛、胸痛。
注意事项	（1）结筋点在皮下浅筋膜层或腹白线层。 （2）行恢刺法时，应沿腹白线方向，向上或向下举针。 （3）诸针法均不宜深刺，不可进入腹腔。
附　　注	足阳明、足三阴、手三阴经筋交会。

鸠尾次

位　　置	在上腹部，正中线上，当剑突顶端处。
局部解剖	皮肤—皮下组织—腹白线—腹膜。布有胸$_6$脊神经前皮支。深部为腹腔。
主　　治	胸腹疼痛、心前区疼痛、心悸。
注意事项	（1）结筋点在剑突顶端处。 （2）行恢刺法处，应在腹直肌与剑突表面间进行操作。 （3）不可向剑突前深刺，不宜进入腹腔，防止肝脾损伤。
附　　注	足阳明、足三阴、手三阴经筋交会。

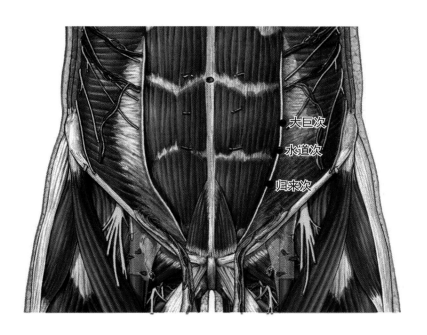

归来次

位　　置	在下腹部，腹直肌外缘，平锥状肌止点处。
局部解剖	皮肤—皮下组织—腹直肌鞘、腹外斜肌腱膜、腹内斜肌腱膜、腹横肌筋膜—腹膜。布有胸$_{11}$脊神经前皮支、髂腹下神经。深部为腹腔。
主　　治	腹痛，月经不调。
注意事项	（1）结筋点在腹直肌鞘与腹外斜肌联合处。 （2）行恢刺法时，应在腹外斜肌肌纤维方向，向外上方举针。 （3）不宜深刺，不可进入腹腔。
附　　注	足阳明、少阳、太阴经筋交会。

水道次

位　　置	在下腹部，当弓状线与腹直肌外侧缘交点处。
局部解剖	皮肤—皮下组织—腹直肌鞘膜、腹外斜肌腱膜、腹内斜肌腱膜、腹横肌腱膜—腹腔。布有胸$_{11}$脊神经前皮支。深部为腹腔。
主　　治	腹痛，月经不调。
注意事项	同归来次。
附　　注	同归来次。

大巨次

位　　置	在下腹部，当腹直肌外侧缘，平脐下弓状线处。
局部解剖	皮肤—皮下组织—腹直肌鞘、腹外斜肌腱膜、腹内斜肌腱膜、腹横肌腱膜—腹腔。布有胸$_{10}$脊神经前皮支。深部为腹腔。
主　　治	腹痛。
注意事项	同归来次。
附　　注	同归来次。

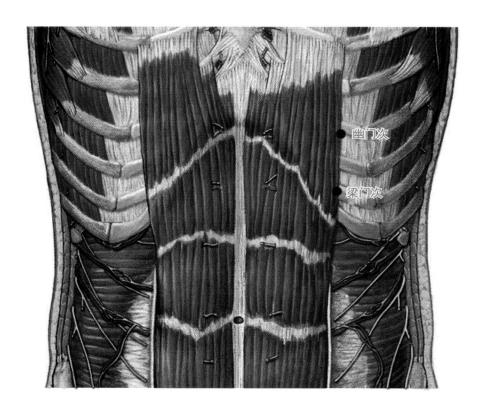

梁门次

位　　置	在上腹部，当腹直肌外侧缘平腱划处。
局部解剖	皮肤—皮下组织—腹直肌鞘、腹外斜肌腱膜—肋骨联合。布有胸$_7$脊神经前皮支、胸$_7$肋间神经。深部为腹腔。
主　　治	腹痛，胸痛，心前区疼痛。
注意事项	（1）结筋点在腹直肌鞘与腹外斜肌联合处。 （2）行恢刺法时，应沿腹外斜肌肌纤维方向，向外上方举针。 （3）不宜深刺，不可进入腹腔。
附　　注	足阳明、少阳、太阴、手三阴经筋交会。

幽门次

位　　置	在上腹部，当腹直肌肌腹与肋骨联合交界处。
局部解剖	皮肤—皮下组织—腹直肌—肋骨联合。布有胸$_7$脊神经前皮支。深部为腹腔。
主　　治	腹痛，胸痛，心前区疼痛。
注意事项	（1）结筋点在腹直肌跨越肋骨联合处。 （2）行恢刺法时，应沿腹外斜肌肌纤维方向，向上或向下举针。 （3）不宜深刺，不可进入腹腔。
附　　注	足阳明、少阳、太阴、手三阴经筋交会。

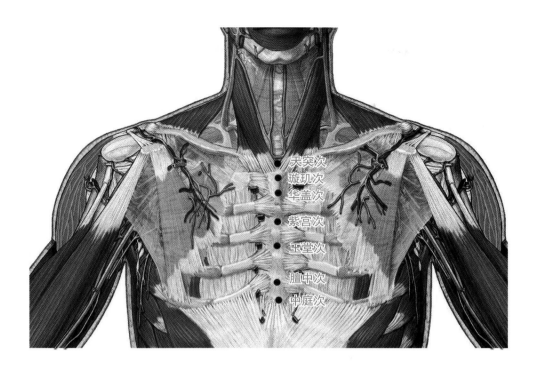

天突次
璇玑次
华盖次
紫宫次
玉堂次
膻中次
中庭次

中庭次

位　　置	在胸部，正当胸剑结合部处。
局部解剖	皮肤—皮下组织—胸大肌腱膜、胸肋辐状韧带、肋剑突韧带—胸剑结合部。布有胸$_6$脊神经前皮支。
主　　治	胸腹疼痛，胸前区疼痛，胸闷，气短，心悸。
注意事项	（1）结筋点在胸肋辐射韧带层。 （2）行恢刺法时，应沿胸肋辐射韧带方向，向左或向右横行举针。
附　　注	足阳明、太阴、手三阴经筋交会。

膻中次

位　　置	在胸部前正中线上，当第5肋骨水平。
局部解剖	皮肤—皮下组织—胸大肌腱膜、胸肋辐状韧带—胸骨体。布有胸$_4$脊神经前皮支。
主　　治	胸痛，心前区痛，胸闷，气短，心悸。
注意事项	同中庭次。
附　　注	同中庭次。

玉堂次

位　　置	在胸部前正中线上，当第3肋间隙水平处。
局部解剖	皮肤—皮下组织—胸大肌腱膜、胸肋辐状韧带—胸骨体。布有胸$_3$脊神经前皮支。
主　　治	胸痛，胸闷，气短，心悸，心前区疼痛。
注意事项	同中庭次。
附　　注	同中庭次。

紫宫次

位　　置	在胸部前正中线上，当第2肋间隙水平处。
局部解剖	皮肤—皮下组织—胸大肌腱膜、胸肋辐状韧带—胸骨体。布有胸$_2$脊神经前皮支。
主　　治	胸痛，胸闷，咽部异物感。
注意事项	同中庭次。
附　　注	同中庭次。

华盖次

位　　置	在胸部前正中线上，当第1肋间隙水平处。
局部解剖	皮肤—皮下组织—胸大肌腱膜—胸肋辐状韧带—胸骨体。布有胸$_1$脊神经前支。
主　　治	胸痛，胸闷，咽部异物感。
注意事项	同中庭次。
附　　注	同中庭次。

璇玑次

位　　置	在胸部前正中线上，当第1肋骨水平处。
局部解剖	皮肤—皮下组织—胸大肌腱膜、胸肋辐状韧带—胸骨体。布有胸$_1$脊神经前皮支。
主　　治	胸痛，胸闷，咽部异物感。
注意事项	同中庭次。
附　　注	同中庭次。

天突次

位　　置	在胸部前正中线上，当胸骨上窝处。
局部解剖	皮肤—皮下组织—胸大肌腱膜、胸锁乳突肌腱膜、胸骨甲状肌腱膜—胸骨体。布有锁骨上内侧神经。深部为气管、食管。
主　　治	胸痛，胸闷，哮喘，咽部异物感。
注意事项	（1）结筋点在胸骨体上缘诸肌腱膜附着处。 （2）行恢刺法时，应沿胸骨体上缘，向上或外上方举针。 （3）不宜深刺，不可进入胸腔。
附　　注	手、足阳明、手三阴、手少阳经筋交会。

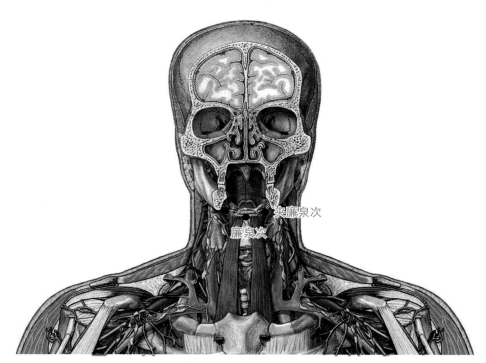

廉泉次

位　　置	在颈部前正中线上，当舌骨体处。
局部解剖	皮肤—皮下组织—颈筋膜—二腹肌、下颌舌骨肌、颏舌骨肌—舌骨。布有面神经颈支、颈横神经上支。深部为气管、食管。
主　　治	颈项疼痛，咽部异常感，语謇。
注意事项	（1）结筋点在舌骨体处。 （2）行恢刺法时，应沿下颌肌肌纤维方向，向上举针。 （3）不宜深刺，以防刺激支气管。
附　　注	手、足阳明、少阳、太阳经筋交会。

夹廉泉次

位　　置	在颈部，当舌骨外侧缘处。
局部解剖	皮肤—皮下组织—颈阔筋膜—二腹肌、茎乳突肌、甲状舌骨肌、下颌舌骨肌、颏舌骨肌—舌骨。布有面神经颈支、颈横神经上支。深部为食管、颈总动脉、静脉。
主　　治	颈项疼痛，咽部异物感，语謇，吞咽困难。
注意事项	（1）结筋点在舌骨体外侧缘处。 （2）行恢刺法时，应沿诸肌肌纤维方向举针。 （3）不宜深刺，不可损伤内侧的气管、食管和外侧的颈总动脉、静脉。
附　　注	手、足阳明、太阳、少阳经筋交会。

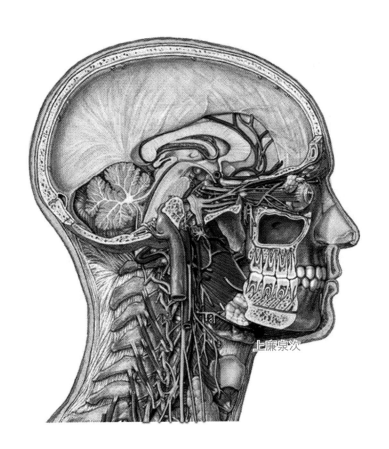

上廉泉次

位 置	在颈部，当舌骨与下颌缘之间的凹陷处。
局部解剖	皮肤—皮下组织—颈筋膜—下颌舌骨肌、颏舌骨肌—舌体。布有舌下神经分支和舌神经。
主 治	咽痛，咽部异常感，言语不清，舌体粗大，吞咽异常，恶心，呕吐。
注意事项	（1）结筋点在下颌舌骨肌、颏舌骨肌层。 （2）行恢刺法时，应沿下颌及颏舌骨肌肌纤维方向，向上或向下举针。 （3）不宜深刺，以防刺激气管。
附 注	手、足阳明、太阳、少阳经筋交会。

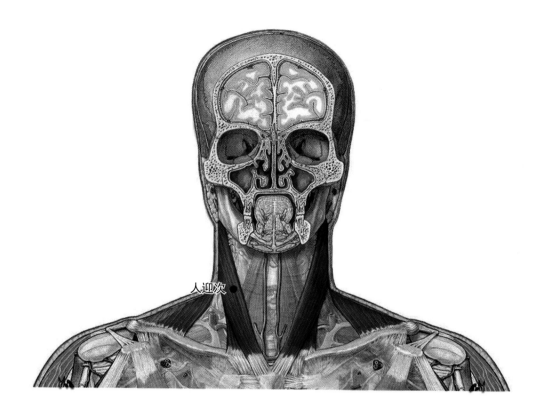

人迎次

人迎次

位　　置	在颈部，当颈总动脉分支处。
局部解剖	皮肤—皮下组织—胸锁乳突肌—颈总动脉、颈内动脉、颈外动脉。布有颈横神经、面神经颈支。
主　　治	颈项疼痛，头眩晕，哮喘，心悸。
注意事项	（1）结筋点在胸锁乳突肌肌腹中。 （2）各种针法均不宜深刺，不可刺中颈总动脉。 （3）宜用推拿法治疗。
附　　注	手、足阳明、少阳经筋交会。

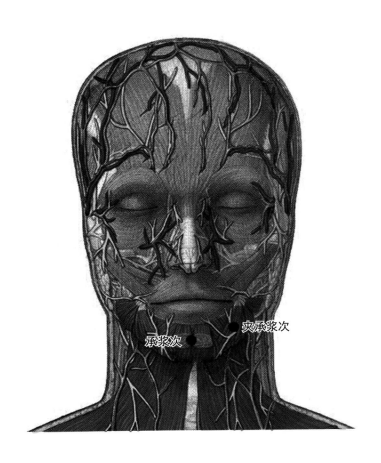

承浆次

位　　置	在面部，正当颏唇沟中。
局部解剖	皮肤—皮下组织—口轮匝肌、降下唇肌、颏肌。布有下牙槽神经、颏神经。深部为颏骨。
主　　治	颏面疼痛，下齿痛，口歪。
注意事项	（1）结筋点在诸肌下层。 （2）行恢刺法时，用针宜细，沿各肌肌纤维方向举针。 （3）不宜用瘢痕灸法、火针法。
附　　注	手、足阳明经筋交会。

夹承浆次

位　　置	在面部，当颏唇沟中点外侧，口角直下交点处。
局部解剖	皮肤—皮下组织—口轮匝肌、降下唇肌、颏肌—颏骨颏孔。布有下牙槽神经、颏神经。深部为颏孔。
主　　治	颏面疼痛，下齿疼痛，口歪。
注意事项	同承浆次。
附　　注	手、足阳明、足太阳经筋交会。

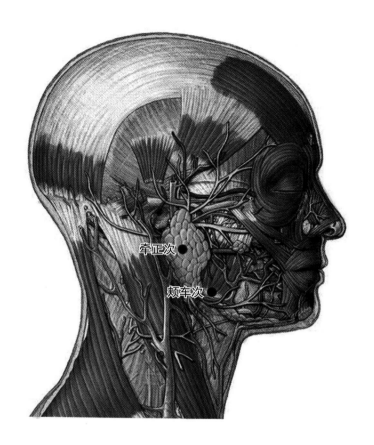

颊车次

位 置	在面部，当下颌角咬肌抵止处。
局部解剖	皮肤—皮下组织—咬肌。布有耳大神经支，面神经下颌支。
主 治	面颊疼痛，牙痛，头痛。
注意事项	（1）结筋点在咬肌粗隆处。 （2）行恢刺法时，应沿咬肌肌纤维方向，向前上方举针。
附 注	手、足阳明、太阳经筋交会。

牵正次

位 置	在面部，当耳垂前，下颌骨后缘处。
局部解剖	皮肤—皮下组织—腮腺—面神经干—咬肌。布有面神经皮支、三叉神经下颌支。
主 治	口眼㖞斜。
注意事项	（1）结筋点在腮腺中。 （2）行恢刺法时，应沿面神经干走行方向，向前横向举针。 （3）不宜用粗针、瘢痕灸法、火针法。
附 注	足三阳、手太阳、手少阳经筋交会。

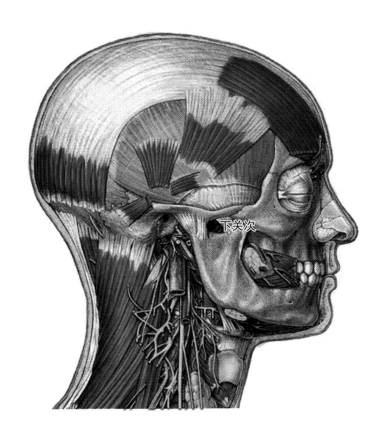

下关次

位　　置	在面部，当下颌关节处。
局部解剖	皮肤—皮下组织—咬肌—下颌关节囊。
主　　治	面颊疼痛，咀嚼痛，牙痛，头痛。
注意事项	（1）结筋点在下颌关节囊处。 （2）行恢刺法时，宜用细针，不可刺入下颌关节中。 （3）不宜用瘢痕灸法、火针法。
附　　注	手、足三阳经筋交会。

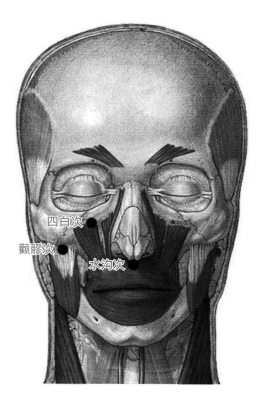

颧髎次

位　　置	在面部，当颧骨下缘中点处。
局部解剖	皮肤—皮下组织—颧肌、咬肌、颞肌。布有上颌神经眶下支，面神经颧支、颊支。深层有三叉神经下颌支。
主　　治	面痛，口歪。
注意事项	（1）结筋点在颧骨下缘诸肌层中。 （2）行恢刺法时，应沿各肌肌纤维方向举针，宜用细针，防止出血。 （3）不宜用瘢痕灸法、火针法。
附　　注	手、足三阳经筋交会。

四白次

位　　置	在面部，当眶下孔处。
局部解剖	皮肤—皮下组织—眼轮匝肌—提上唇肌—眶下孔。布有眶下神经支，面神经颧支。眶下孔内有眶下动静脉穿过。
主　　治	面痛，口歪，视物不清。
注意事项	（1）结筋点在眶下孔处。 （2）行恢刺法时，应沿眶下神经走行，向下举针。 （3）宜用细针，针后需按压3分钟以上，以防出血。 （4）不宜采用瘢痕灸法、火针法。
附　　注	手、足阳明、足太阳经筋交会。

水沟次

位　　置	在面部，当人中沟上份处。
局部解剖	皮肤—皮下组织—口轮匝肌。布有面神经颊支及眶下神经分支。
主　　治	口歪、面痛。
注意事项	（1）结筋点在皮下筋膜层或口轮匝肌层。 （2）行恢刺法时，宜用细针，不宜用瘢痕灸法、火针法。
附　　注	手、足阳明经筋交会。

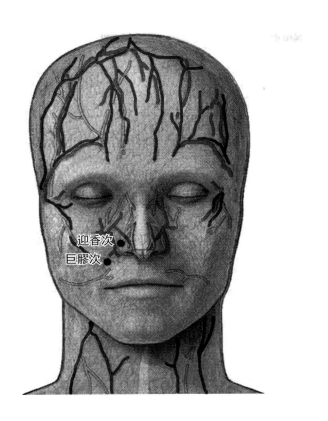

巨髎次

位　　置	在面部，当鼻面沟中点处。
局部解剖	皮肤—皮下组织—提上唇肌、提口角肌。布有上颌神经的眶下神经、面神经颊支。
主　　治	面痛，鼻塞，流泪，流涕，面肌麻痹。
注意事项	（1）结筋点在鼻面沟皮下层。 （2）行恢刺法时，宜沿提上唇肌肌纤维方向，向外上或内下方举针。 （3）针刺后，注意压迫止血。
附　　注	手、足阳明、足太阳经筋交会。

迎香次

位　　置	在面部，当鼻面沟与鼻唇沟间，鼻翼直下处。
局部解剖	皮肤—皮下组织—提上唇肌。布有眶下神经支、面神经支。
主　　治	面痛，面肌麻痹，鼻塞，流涕。
注意事项	（1）结筋点在皮下筋膜与肌肉层。 （2）行恢刺法时，应沿提上唇肌肌纤维方向，向外上或内下方举针。 （3）针刺后，注意压迫止血。
附　　注	手、足阳明、足太阳交会。

足 太 阴 经 筋

大都次

位　置	在足内侧，当第1跖趾关节内侧面处。
局部解剖	皮肤—皮下组织—皮下滑液囊—第1跖趾关节囊—跖趾关节。布有足内侧皮神经、隐神经支。
主　治	足趾疼痛，踝关节疼痛。
注意事项	（1）结筋点在第1跖趾关节滑液囊处。 （2）行恢刺法时，应沿指展肌腱方向，向前或向后举针。不宜深刺，避免误入关节腔。
附　注	足三阴经筋交会。

公孙次

位　置	在足内侧，当第1跖楔关节处。
局部解剖	皮肤—皮下组织—趾展肌—胫骨前肌及滑液囊—第1跖骨。布有足内侧皮神经、隐神经支。
主　治	足趾疼痛，踝关节疼痛。
注意事项	（1）结筋点在跖楔关节内侧凸面处，当展肌与关节滑液囊间。 （2）行恢刺法时，应沿指展肌肌纤维方向，针刺时，不宜过深而进入关节囊内。
附　注	足三阴经筋交会。

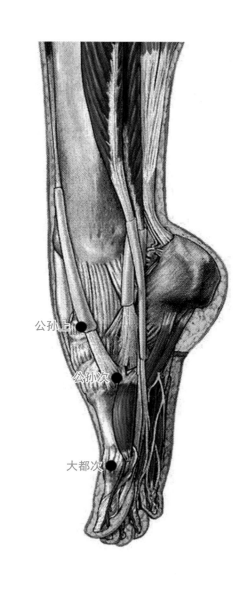

公孙上

位　置	在足内侧，当第1楔骨背侧面处。
局部解剖	皮肤—皮下组织—腓骨肌下支持带—趾展肌—胫骨前肌—胫骨前肌滑液囊。布有足内侧皮神经、隐神经支。深部为楔骨。
主　治	足趾疼痛，足心疼痛，小腿疼痛，膝关节疼痛。
注意事项	（1）结筋点在足舟骨内侧隆凸部，当胫骨前肌滑液囊处。 （2）行恢刺法时，应沿胫骨前肌肌纤维方向举针。
附　注	足三阴经筋交会。

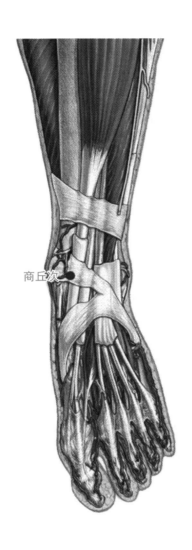

商丘次

位　　置	在踝部，当踝背侧横纹内侧端，胫骨前肌与伸肌支持带相交处。
局部解剖	皮肤—皮下组织—伸肌上支持带—胫骨前肌腱鞘—胫骨前肌腱—距骨。布有隐神经。
主　　治	踝关节疼痛，膝关节疼痛，足内侧弓疼痛。
注意事项	（1）结筋点在伸肌下支持带与胫骨前肌腱鞘处。 （2）行恢刺法时，应沿胫肌前肌腱，上下举针。举针幅度宜小，避免损伤伸肌下支持带与胫骨前肌腱。
附　　注	足阳明、三阴经筋交会。

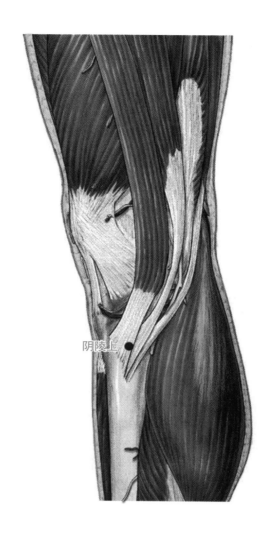

阴陵上

阴陵上

位　　置	在小腿内侧面，当胫骨内髁内侧面，平胫骨结节处。
局部解剖	皮肤—皮下组织—小腿筋膜—鹅掌—鹅掌滑液囊—胫骨。布有隐神经、小腿内侧皮神经。
主　　治	膝关节疼痛，小腿疼痛，踝关节疼痛，腰痛。
注意事项	（1）浅层结筋点在小腿筋膜与鹅掌浅面层，深层结筋点在鹅掌下鹅掌滑液囊处。 （2）行恢刺法时，应沿鹅掌（即缝匠肌、半腱肌、半膜肌、肌薄肌）的走行方向，向内上或外下方向举针。
附　　注	足阳明、三阴经筋交会。

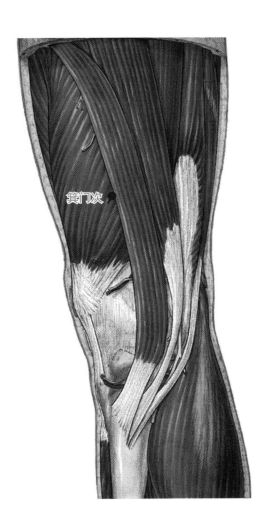

箕门次

箕门次

位　　置	在股内侧，缝匠肌下1/4与3/4交点处。
局部解剖	皮肤—皮下组织—股筋膜—缝匠肌、股内侧肌、大收肌腱板—收肌管下腱裂孔—股动脉、股静脉、隐神经—股骨。布有股神经浅皮支、隐神经。
主　　治	大腿疼痛，小腿麻木，膝关节疼痛，鼠蹊部疼痛。
注意事项	（1）结筋点在收肌管下腱裂孔处。 （2）行恢刺法时，应沿收肌管向内下方举针。不宜过深，避免损伤隐神经及血管。
附　　注	足阳明、三阴经筋交会。

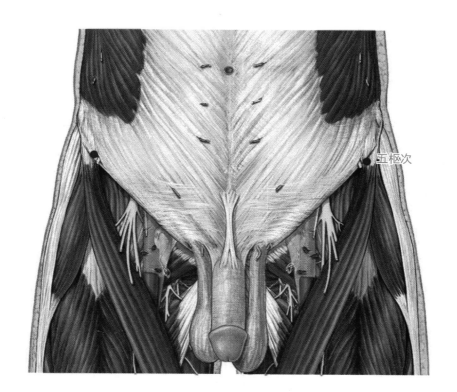

五枢次

五枢次

位　　置	在侧腹部，正当髂前上棘内缘处。
局部解剖	皮肤—皮下组织—腹筋膜、腹股沟韧带、阔筋膜张肌腱膜、缝匠肌腱膜。内侧有股外侧皮神经干通过，布有髂腹股沟神经支。
主　　治	腰痛，髋股疼痛，股外侧麻木、异常感觉。
注意事项	（1）结筋点在髂前上棘诸肌抵止点处。 （2）行恢刺法时，应沿股外侧皮神经走行方向，向下举针。避免损伤该神经。 （3）不可向内深刺，不可深入腹腔。
附　　注	足三阴、少阳、阳明经筋交会。

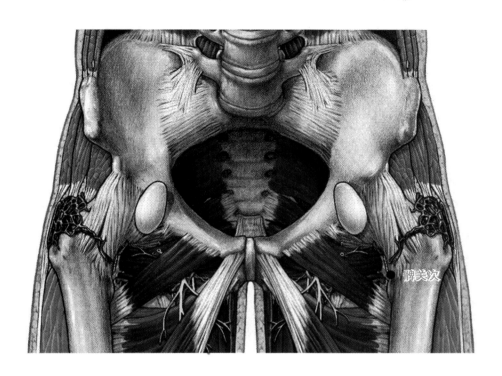

髀关次

位　　置	在股内侧部，当股骨小转子上缘处。
局部解剖	皮肤—皮下组织—股筋膜—缝匠肌、股直肌、股中间肌—髂腰肌—髂腰肌腱下滑液囊—股骨小转子。布有股外侧皮神经、股神经皮支、股支。内侧为股神经与股动、静脉。
主　　治	大腿疼痛，髋外展疼痛，膝关节疼痛，鼠蹊部疼痛，腰痛，腰腹痛，下肢麻痹、无力，月经痛。
注意事项	（1）浅层结筋点在股筋膜与缝匠肌、股直肌交界处。深层结筋点在股骨小转子滑液囊处。 （2）行恢刺法时，应沿股直肌、缝匠肌肌纤维方向，向下举针。不可向内深刺，防止损伤股神经及股动、静脉。

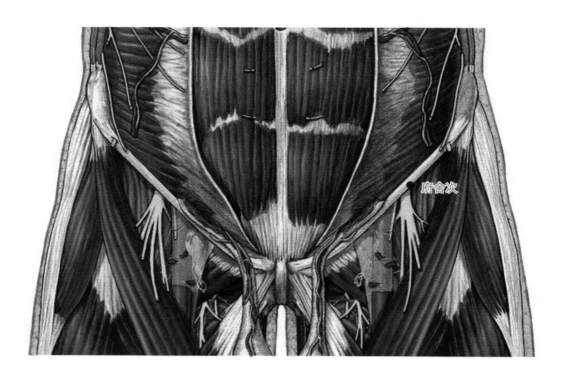

府舍次

府舍次

位　　置	在下腹部，当腹股沟外侧份。
局部解剖	皮肤—皮下组织—腹股沟韧带—股神经、髂腰肌—髂骨。上方为腹腔，布有髂腹股沟神经、髂腹下神经。
主　　治	髋股疼痛、下肢无力、腹痛、腹胀、腰痛、膝周疼痛、月经不调、性功能障碍、股外侧麻木、尿频尿急、大便异常。
注意事项	（1）结筋病灶点在腹股沟肌间隙内。 （2）府舍次上方，邻近下腹腔，故针刺不宜向上斜刺。 （3）行恢刺法时，应沿髂腰肌肌纤维方向，向下举针。
附　　注	足三阴、阳明经筋交会。

足 厥 阴 经 筋

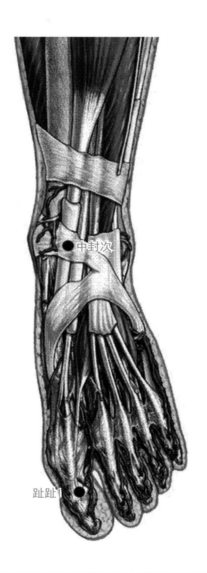

中封次

趾趾1

位　　置	在趾背侧，当第1趾间关节处。
局部解剖	皮肤—皮下组织—皮下滑液囊—趾间关节囊—趾间关节。布有胫神经皮支。
主　　治	趾关节疼痛，踝关节痛，胫前疼痛。
注意事项	（1）结筋点在趾间滑液囊处。 （2）行恢刺法时，应沿伸肌腱向上或向下举针。不可深刺进入趾关节腔。

中封次

位　　置	在足踝部，当踝横纹与长伸肌腱交界处。
局部解剖	皮肤—皮下组织—踝筋膜—伸肌下支持带—长伸肌腱腱鞘—长伸肌腱—距骨。布有足背皮神经支。
主　　治	足踝疼痛，趾疼痛，膝关节疼痛。
注意事项	（1）结筋点在伸肌下支持带与伸长肌腱鞘间。 （2）行恢刺法时，应沿伸肌肌腱方向，向下或向上举针。但举针幅度宜小，避免损伤伸肌支持带。
附　　注	足三阴、阳明经筋交会。

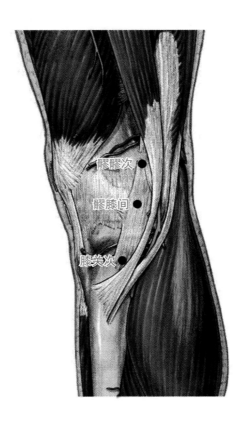

膝关次

位　　置	在小腿内侧部,当胫骨内髁内侧缘。
局部解剖	皮肤—皮下组织—小腿筋膜—膝外侧副韧带—膝外侧副韧带下滑液囊—胫骨内髁。 布有小腿外侧皮神经、隐神经。
主　　治	膝关节疼痛,膝痛引鼠蹊部疼痛,踝关节疼痛。
注意事项	(1)结筋点在胫骨内髁,膝内侧副韧带滑液囊处。 (2)行恢刺法时,应沿膝内侧副韧带方向,向前下方举针。
附　　注	足厥阴、太阴、少阴经筋交会。

髎膝间

位　　置	在膝外侧部，正当膝关节间隙处。
局部解剖	皮肤—皮下组织—膝筋膜—鹅掌—膝内侧副韧带—膝内侧副韧带下滑液囊—膝关节。布有小腿内侧皮神经、隐神经。
主　　治	膝关节疼痛，膝痛引鼠蹊部疼痛。膝部弹响。
注意事项	（1）结筋点在鹅掌各腱鞘层。深层结筋点在膝内侧副韧带下滑液囊处。 （2）行恢刺法时，应沿鹅掌方向，向上或内下方向举针。避免损伤鹅掌诸腱及腱鞘。不宜深刺，不可进入关节腔。
附　　注	足厥阴、太阴、少阴经筋交会。

髎髎次

位　　置	在膝内侧部，当股骨内髁内侧面。
局部解剖	皮肤—皮下组织—股筋膜—鹅掌诸腱鞘—膝内侧副韧带—膝内侧副韧带下滑液囊—股骨内髁。布有股内侧皮神经、隐神经。
主　　治	膝关节疼痛，膝痛引鼠蹊部疼痛。
注意事项	（1）结筋点在膝内侧副韧带起点下滑液囊处。 （2）行恢刺法时，应沿膝内侧副韧带纤维走向，向上或向下举针。
附　　注	足厥阴、太阴、少阴经筋交会。

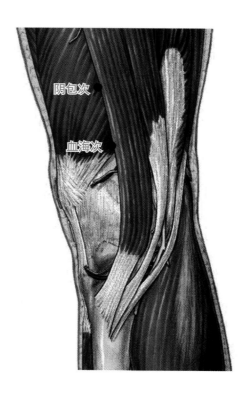

血海次

位　　置	在股内侧部，髌内缘直上与缝匠肌交界处。
局部解剖	皮肤—皮下组织—股筋膜—缝匠肌—股内侧肌—大收肌—收肌结节—股骨。布有股神经前皮支、肌支。
主　　治	大腿痛，膝关节疼痛，鼠蹊部疼痛，小腿内侧麻木。
注意事项	（1）浅层结筋点在大腿筋膜层，深层结筋点在收肌结节腱止点处。 （2）行恢刺法时，应沿股内侧肌肌纤维方向，向上举针。
附　　注	足三阴、阳明经筋交会。

阴包次

位　　置	在股内侧部，当缝匠肌上缘与股内侧肌内缘交界收肌管上口处。
局部解剖	皮肤—皮下组织—股筋膜—缝匠肌、股内侧肌—收肌管腱裂上孔—股隐神经，动、静脉—股骨内髁。布有股内侧神经、隐神经。
主　　治	大腿内侧疼痛，膝关节疼痛，鼠蹊部疼痛，小腿内侧缘麻痛，下肢麻痹、无力。
注意事项	（1）浅层结筋点在大腿筋膜与缝匠肌、股内侧肌交界处，深层结筋点在收肌管上腿腱板口处。 （2）行恢刺法时，应沿收肌管方向，向上或向下举针。避免损伤收肌管内神经与血管。
附　　注	足三阴、阳明经筋交会。

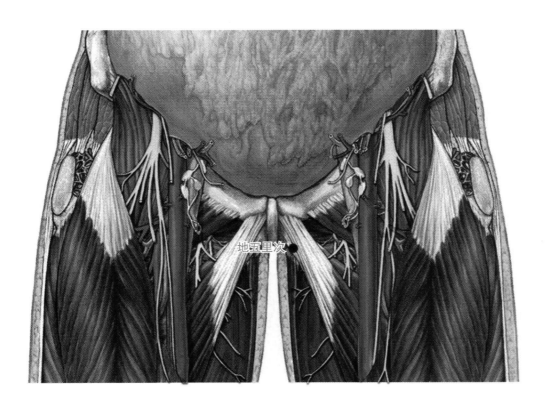

地五里次

位　　置	在股内侧部，当大收肌于耻骨下支抵止部。
局部解剖	皮肤—皮下组织—股筋膜—大收肌、长收肌、短收肌—耻骨下支。布有股内侧皮神经、闭孔神经。
主　　治	股阴部疼痛，膝关节疼痛，少腹部疼痛，月经痛，腰痛。
注意事项	（1）可屈髋（截石位）取结筋点。 （2）结筋点在大收肌于耻骨下支抵止点处。 （3）行恢刺法时，应沿大收肌肌纤维方向，向外下方举针。

足 少 阴 经 筋

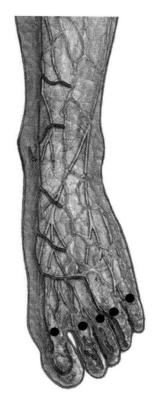

跖趾1—5

跖趾1—5

位　　置	在足底部，当第1—5跖趾关节处。
局部解剖	皮肤—皮下组织—皮下脂肪垫、蚓状肌滑液囊—跖趾关节囊—跖趾关节。布有足底固有神经。
主　　治	足前部疼痛，踝关节疼痛。
注意事项	（1）各跖趾关节结筋点均在皮下脂肪垫层。多见于第1、3、5跖趾关节处。亦见于第2—5蚓状肌滑液囊处。 （2）行恢刺法时，应沿屈趾肌方向，向上或向下举针，不宜深刺进入关节囊。

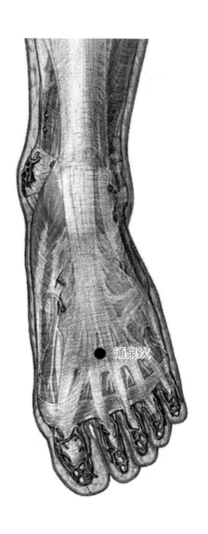

涌泉次

位　　置	在足底部，当第 2、3 跖趾关节间后方凹陷处。
局部解剖	皮肤—皮下组织—足底腱膜—踇收肌、趾短屈肌、短屈肌、蚓状肌。布有趾足底总神经。
主　　治	足底疼痛，踝关节疼痛。
注意事项	（1）结筋点在跖筋膜下层。 （2）行恢刺法时，应沿足底总神经方向，向前举针。

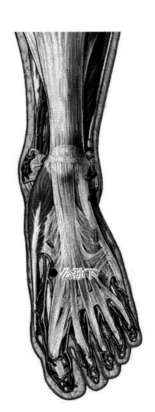

公孙下

位　　置	在足底部，当足第1跖骨基底跖面处。
局部解剖	皮肤—皮下组织—跖筋膜、长屈肌腱鞘、长屈肌—第1跖骨。布有隐神经，腓浅神经分支。
主　　治	足内侧弓疼痛，内踝疼痛，趾连小腿肚疼痛。
注意事项	（1）结筋点在长屈肌腱鞘层。 （2）行恢刺法时，应沿长屈肌肌纤维方向，向前或向后平行举针。
附　　注	足少阴、太阴经筋交会。

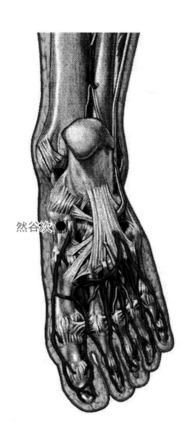

然谷次

然谷次

位　　置	在足内侧部，当足舟骨内侧面上份处。
局部解剖	皮肤—皮下组织—足筋膜—胫骨前肌肌腱及滑液囊、舟骨、副舟骨。布有足内侧皮神经。
主　　治	足内弓疼痛，足踝疼痛，胫前小腿疼痛。
注意事项	（1）结筋点在胫骨前肌腱下滑液囊与舟骨间或副舟骨处。 （2）行恢刺法时，应沿胫骨前肌肌腱方向，向上举针。
附　　注	足少阴、太阴、阳明经筋交会。

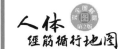

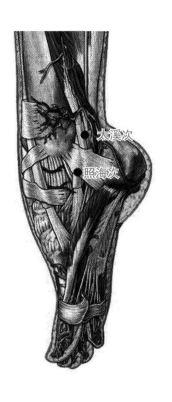

照海次

位　　置	在足内侧部，当内踝下趾长屈肌、胫肌后肌及长屈肌腱腱鞘处。
局部解剖	皮肤—皮下组织—足筋膜—三角韧带—长、趾总、胫骨后肌腱鞘及肌腱。布有足内侧皮神经。下方有胫动脉、静脉及胫神经。
主　　治	踝关节疼痛，小腿疼痛，足底部疼痛，趾麻木、灼痛。
注意事项	（1）结筋点在三角韧带下层，各肌腱腱鞘处。 （2）行恢刺法时，应沿各肌腱鞘方向，向前举针。 （3）不可向后下方举针，避免损伤胫神经及动、静脉。
附　　注	足少阴、太阴经筋交会。

太溪次

位　　置	在足内踝后，当胫骨后肌、长屈肌、趾长屈肌肌腱与腱鞘处。
局部解剖	皮肤—皮下组织—小腿筋膜—分裂韧带—胫骨后肌、长屈肌、趾长屈肌腱鞘与肌腱—跟骨。有胫神经与胫动、静脉伴行。布有小腿内侧皮神经。
主　　治	足髁疼痛，足趾疼痛，足趾感觉异常、麻痹、无力，小腿疼痛。
注意事项	（1）结筋点在踝管，即内踝后三角韧带与胫骨后肌、长屈肌、趾长屈肌的腱鞘层。 （2）行恢刺法时，应沿胫动脉及诸腱鞘走行方向，向下或向上举针。不宜横行举针，不可向跟腱面深刺，避免刺伤胫后动脉及神经。
附　　注	足少阴、太阴、太阳经筋交会。

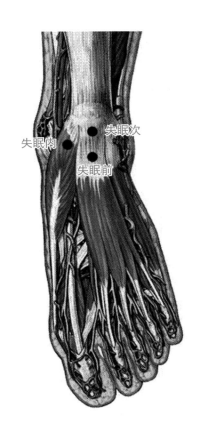

失眠次

位　　置	在足跟底部，当足跟中心处。
局部解剖	皮肤—皮下组织—皮下脂肪垫—足底筋膜—足底滑液囊—跟骨。布有胫神经根支。
主　　治	足跟疼痛。
注意事项	（1）浅层结筋点在皮下脂肪垫层，深层结筋点在足底滑液囊处。 （2）行恢刺法时，应沿跖筋膜方向，向前举针。 （3）足底皮肤较厚，应注意消毒充分。
附　　注	足少阴、太阳经筋交会。

失眠内

位　　置	在足跟底部，当足跟内侧缘中心。
局部解剖	皮肤—皮下组织—足跖筋膜、胫神经根支—跟骨。布有小腿外侧皮神经、胫神经根支。内上方有胫神经及动、静脉通过。
主　　治	足跟疼痛。
注意事项	（1）结筋点在跖筋膜胫神经根支穿入点处。 （2）行恢刺法时，沿胫神经根支分布方向，向足跟方向举针。 （3）宜在跟骨内上方进针，但不可越过赤白肉际，防止损伤胫动脉、胫静脉与胫神经。
附　　注	足少阴、太阴、太阳经筋交会。

失眠前

位　　置	在足跟底部，正当足跟前缘中点处。
局部解剖	皮肤—皮下组织—跖筋膜—骨间跖侧筋膜—跟骨。布有胫神经根支。前方有足底外侧神经、动脉、静脉。
主　　治	足跟疼痛。
注意事项	（1）结筋点在跖筋膜与跟骨前缘起点处。 （2）行恢刺法时，应沿跖筋膜纤维方向，向前举针。但举针幅度宜小，避免损伤前方的足底外侧动脉、静脉及神经。
附　　注	足少阴、太阳经筋交会。

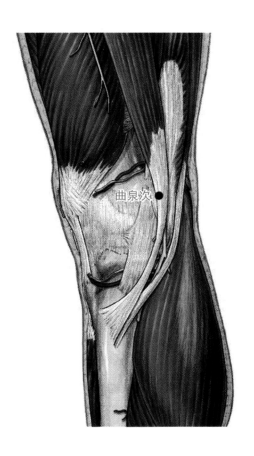

曲泉次

位　　置	在膝内侧部，胫骨内髁上，股薄肌滑车转折处。
局部解剖	皮肤—皮下组织—膝筋膜—缝匠肌、股薄肌、半腱肌、半膜肌肌腱与腱鞘—胫骨内髁。布有隐神经。
主　　治	膝周疼痛，腿痛，髋股疼痛，腰痛。
注意事项	（1）结筋点在股薄肌与股骨内踝的止端处。 （2）行恢刺法时，应沿股薄肌肌纤维方向，向上举针。
附　　注	足三阴经筋交会。

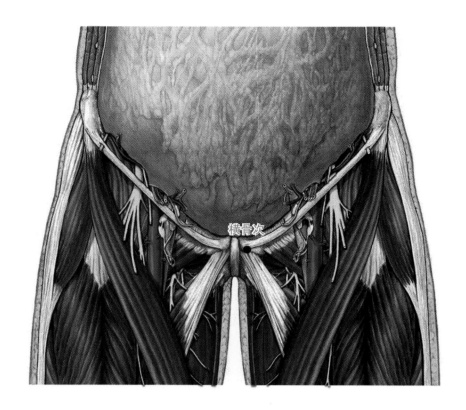

横骨次

位　　置	在下腹部，当耻骨结节处。
局部解剖	皮肤—皮下组织—腹筋膜—耻骨肌、腹直肌、锥状肌—耻骨结节。布有髂腹股沟神经。深部为腹腔。
主　　治	下腹痛。
注意事项	（1）结筋点在耻骨肌、腹直肌、锥状肌的耻骨结节抵止处。 （2）行恢刺法时，应沿腹直肌或锥状肌肌纤维方向，向上或内下方举针。 （3）不宜深刺，不可进入腹腔。
附　　注	足三阴、阳明经筋交会。

手太阳经筋

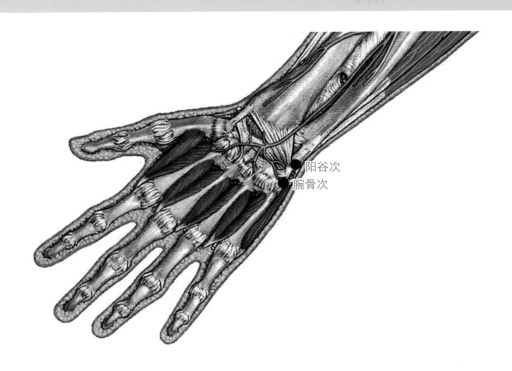

阳谷次
腕骨次

腕骨次

位　　置	在手掌侧，腕豌豆骨、钩状骨间。
局部解剖	皮肤—皮下组织—掌筋膜—小鱼际肌、豆钩韧带、腕掌侧韧带、尺动脉、尺静脉及尺神经支—豌豆骨、钩状骨。布有尺神经掌支。
主　　治	腕关节疼痛，腕指疼痛，手指麻木，异样感，小鱼际萎缩、无力。
注意事项	（1）结筋点在掌深筋膜下，豆钩韧带及腕掌侧韧带组成的尺管中。 （2）行恢刺法时，应沿尺神经掌支走行方向，向上举针。
附　　注	手太阳、少阳、少阴经筋交会。

阳谷次

位　　置	在手腕尺侧部，当尺骨茎突隆起处。
局部解剖	皮肤—皮下组织—前臂筋膜—腕背侧韧带—尺侧腕伸肌—尺侧副韧带—腕关节。布有尺神经背支。
主　　治	腕关节疼痛，腕无力。
注意事项	（1）结筋点在尺侧腕伸肌、腕尺侧副韧带、背侧横韧带间或三角骨底抵止处。 （2）行恢刺法时，应沿腕伸肌腱方向，向上举针。举针幅度宜小，避免损伤腕横韧带，不宜过深，避免误入腕关节。
附　　注	手太阳、少阳、少阴经筋交会。

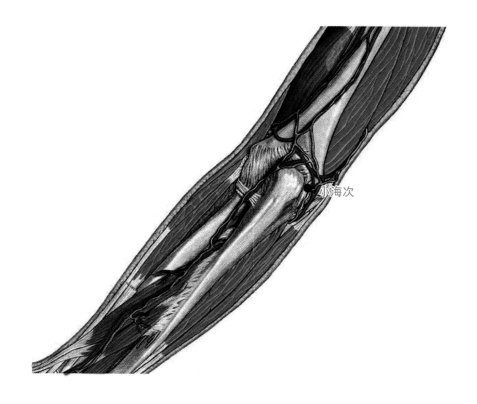

小海次

位　　置	在肘尖内侧，当肘尖与肱骨内上髁之间。
局部解剖	皮肤—皮下组织—前臂筋膜—尺神经沟—肘关节。布有臂内侧皮神经。尺神经沟中有尺神经通过。
主　　治	肘关节疼痛，前臂疼痛、麻痹、无力、异常感觉。
注意事项	（1）结筋点在前臂筋膜层。 （2）行恢刺法时，应沿尺神经方向，向下举针。如遇有触电感出现时，应提针并改变方向进针，避免损伤尺神经。
附　　注	手太阳、少阳、少阴经筋交会。

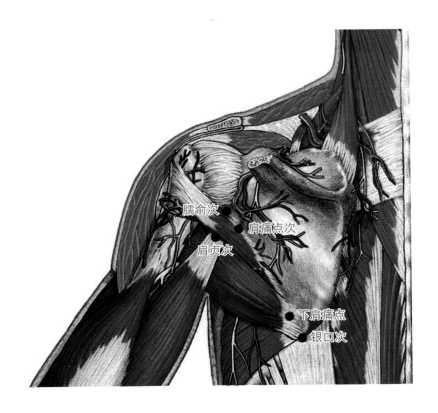

肩贞次

位　　置	在腋后部，当大小圆肌与肱三头肌长头交错处。
局部解剖	皮肤—皮下组织—臂筋膜—大圆肌、小圆肌、肱三头肌、背阔肌及滑液囊。布有臂外侧皮神经，深层外侧有桡神经通过。
主　　治	肩臂部疼痛，肩上举后伸疼痛，腰背疼痛。
注意事项	（1）结筋点在肱三头肌长头与大、小圆肌交界处，或在背阔肌滑液囊处。 （2）行恢刺法时，应沿所在各肌肌纤维方向举针。
附　　注	手、足太阳、少阳经筋交会。

臑俞次

位　　置	在肩后部，当肩胛骨外侧份肩关节盂下缘。
局部解剖	皮肤—皮下组织—臂筋膜—三角肌后束—肱三头肌长头—肩胛骨。布有臂外侧皮神经。
主　　治	肩关节疼痛。
注意事项	（1）结筋点在肱三头肌长头的肩胛骨外缘抵止处。 （2）行恢刺法时，应沿肱三头肌长头肌腱方向，向下举针。
附　　注	手、足太阳、少阳经筋交会。

人体经筋循行地图

肩痛点次

位　　置	在肩背部，当肩胛骨腋缘上份。
局部解剖	皮肤—皮下组织—肩胛上筋膜—背阔肌—冈下肌、小圆肌—肩胛骨。布有胸神经皮支，深层为胸腔。
主　　治	肩周疼痛。
注意事项	（1）结筋点在小圆肌的肩胛骨外缘起点处。 （2）行恢刺法时，应沿小圆肌肌纤维方向，向外上举针。不可深刺，避免进入胸腔。
附　　注	手、足太阳、少阳经筋交会。

下肩痛点

位　　置	在肩背部，当肩胛骨外侧缘下份。
局部解剖	皮肤—皮下组织—肩胛上筋膜—冈下肌、大圆肌—肩胛骨。布有胸神经背侧皮支，深层为胸腔。
主　　治	肩周疼痛。
注意事项	（1）结筋点在大圆肌的肩胛骨外缘起点处。 （2）行恢刺法时，应沿大圆肌肌纤维方向，向外上举针。不可深刺，避免进入胸腔。
附　　注	手、足太阳、少阳经筋交会。

银口次

位　　置	在肩背部，当肩胛骨下角处。
局部解剖	皮肤—皮下组织—胸背筋膜—背阔肌及滑液囊—肩胛骨。布有胸神经皮支，深层为胸腔。
主　　治	肩背疼痛，胸痛。
注意事项	（1）结筋点在肩胛骨下角滑液囊处。 （2）行恢刺法时，应沿背阔肌肌纤维方向，向外上方举针。不可深刺，避免进入胸腔。
附　　注	手、足太阳、少阳经筋交会。

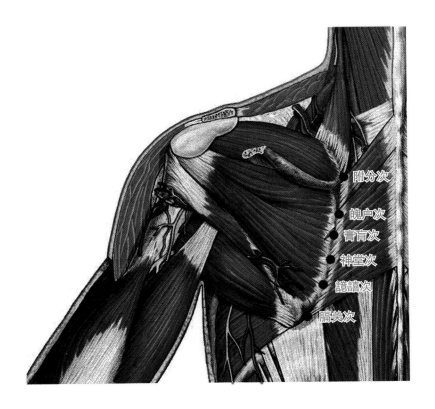

附分次
魄户次
膏肓次
神堂次
譩譆次
膈关次

膈关次

位　置	在背部，当肩胛骨脊柱缘平第7肋骨处。
局部解剖	皮肤—皮下组织—胸背筋膜—斜方肌—菱形肌—肩胛骨。布有胸神经皮支。
主　治	肩前疼痛，胸痛，胸闷。
注意事项	（1）结筋点在菱形肌与肩胛骨脊柱缘抵止处，或在菱形肌深层肋骨面处。 （2）行恢刺法时，应沿菱形肌肌纤维方向，向内上方举针。不宜深刺，避免误入胸腔。
附　注	手、足太阳、少阳经筋交会。

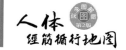

譩譆次

位　　置	在背部，当肩胛骨脊柱缘平第6肋骨处。
局部解剖	皮肤—皮下组织—胸背筋膜—斜方肌—菱形肌—肩胛骨。布有胸$_{5、6}$脊神经后支、肌支。深部为胸腔。
主　　治	胸背疼痛，胸闷，心悸，肩背疼痛。
注意事项	（1）结筋点在菱形肌于肩胛骨脊柱缘抵止处，或菱形肌深层肋骨面处。 （2）行恢刺法时，应沿菱形肌肌纤维方向，向内上方举针。 （3）不宜深刺，避免误入胸腔。
附　　注	手、足太阳、少阳经筋交会。

神堂次

位　　置	在背部，当肩胛脊柱缘平第5肋骨处。
局部解剖	皮肤—皮下组织—胸腰筋膜—斜方肌—菱形肌—肩胛骨。布有胸$_{4、5}$脊神经后支、肌支。深部为胸腔。
主　　治	胸背疼痛，胸闷，心悸。
注意事项	（1）结筋点在菱形肌与肩胛骨脊柱缘抵止处，或在菱形肌深层肋骨面处。 （2）行恢刺法时，应沿菱形肌肌纤维方向，向内上方举针。 （3）不宜深刺，避免误入胸腔。
附　　注	手、足太阳经筋交会。

膏肓次

位　　置	在背部，当肩胛脊柱缘平第4肋骨处。
局部解剖	皮肤—皮下组织—胸背筋膜—斜方肌—菱形肌—肩胛骨。布有胸$_{3、4}$脊神经后支、肌支。深部为胸腔。
主　　治	胸背部疼痛，胸闷，心悸，哮喘，咳嗽。
注意事项	（1）结筋点在菱形肌于肩胛骨脊柱缘抵止处，或在菱形肌深层肋骨面处。 （2）行恢刺法时，应沿菱形肌肌纤维方向，向外上方举针。 （3）不宜深刺，避免误入胸腔。
附　　注	手、足太阳经筋交会。

魄户次

位　　置	在背部，当肩胛脊柱缘平第3肋骨处。
局部解剖	皮肤—皮下组织—胸腰筋膜—斜方肌—上后锯肌、菱形肌—肩胛骨。布有胸$_{2}$、$_{3}$脊神经后支、肌支。深部为胸腔。
主　　治	胸背部疼痛，肩背疼痛，颈肩上肢疼痛，胸闷，哮喘。
注意事项	（1）结筋点在菱形肌于肩胛骨脊柱缘抵止处，或在菱形肌深层肋骨面处。 （2）行恢刺法时，应沿菱形肌肌纤维方向，向外上方举针。 （3）不宜深刺，避免误入胸腔。
附　　注	手、足太阳经筋交会。

附分次

位　　置	在背部，当肩胛脊柱缘平第2肋骨处。
局部解剖	皮肤—皮下组织—胸腰筋膜—斜方肌—上后锯肌、菱形肌—肩胛骨。布有胸$_{1}$、$_{2}$脊神经后支、肌支。深部为胸腔。
主　　治	胸背疼痛，颈项疼痛，哮喘，心悸。
注意事项	（1）结筋点在菱形肌于肩胛骨脊柱缘抵止处，或在菱形肌深层肋骨面处。 （2）行恢刺法时，应沿菱形肌肌纤维方向，向外上方举针。 （3）不宜深刺，避免误入胸腔。

手少阳经筋

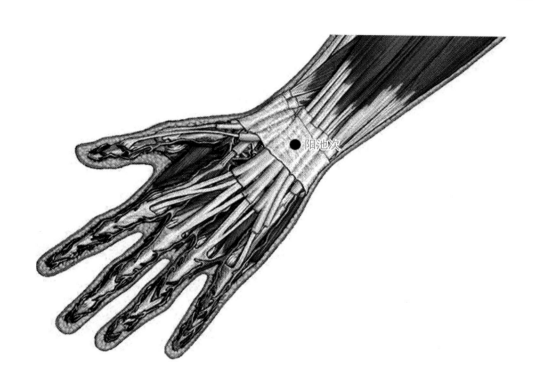

阳池次

阳池次

位　　置	在腕背侧，当腕背侧横纹中点处。
局部解剖	皮肤—皮下组织—腕背伸横韧带—伸指肌腱腱鞘—指总伸肌腱—腕关节。布有前臂皮神经。
主　　治	腕关节疼痛。
注意事项	（1）结筋点在腕横韧带及伸指肌腱腱鞘层。 （2）行恢刺法时，应沿伸指肌腱方向，向下举针。举针幅度宜小，避免损伤腕背侧横韧带。
附　　注	手三阳经筋交会。

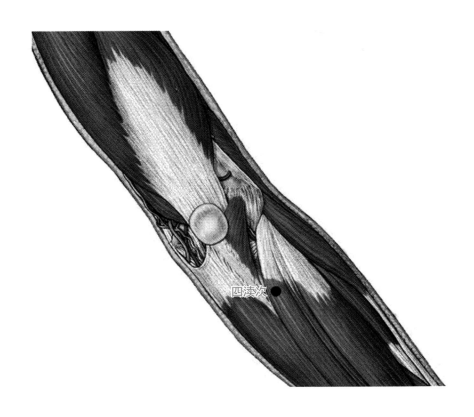

四渎次

位　　置	在前臂背侧，当尺桡骨间，前臂旋后肌与指伸肌交界处。
局部解剖	皮肤—皮下组织—臂筋膜—指伸肌、肘肌—旋后肌。布有前臂后皮神经。
主　　治	前臂疼痛，手麻痹、无力。
注意事项	（1）结筋点在旋后肌、肘肌、指伸肌交界处。 （2）行恢刺法时，应沿指伸、旋后肌肌纤维方向，向下举针，不宜深刺，避免损伤骨间背神经与血管。
附　　注	手三阳经筋交会。

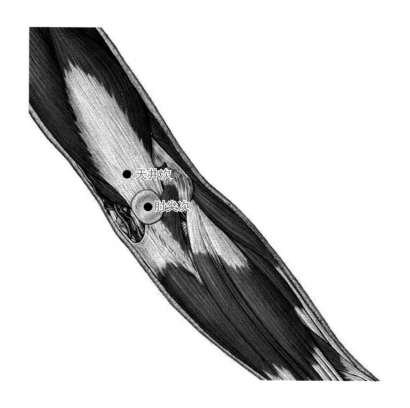

肘尖次

位　　置	在肘部，正当尺骨鹰嘴处。
局部解剖	皮肤—皮下组织—皮下滑液囊—肘筋膜—肱三头肌腱—尺骨鹰嘴。布有臂后侧皮神经。
主　　治	肘部疼痛。
注意事项	（1）结筋点在皮下滑液囊或肱三头肌腱处。 （2）行恢刺法时，应沿肱三头肌腱纤维方向，向下举针。
附　　注	手三阳经筋交会。

天井次

位　　置	在肘部，当尺骨鹰嘴上缘处。
局部解剖	皮肤—皮下组织—臂筋膜—肱三头肌腱—腱间滑液囊—肱三头肌腱—腱下滑液囊—肱骨。布有臂后侧皮神经。
主　　治	肘部疼痛。
注意事项	（1）浅层结筋点在腱间滑液囊处。深层结筋点在腱下滑囊处。 （2）行恢刺法时，应沿肱三头肌腱纤维方向，向下举针。 （3）宜从肌腱边缘进针，避免损伤肌腱。
附　　注	手三阳经筋交会。

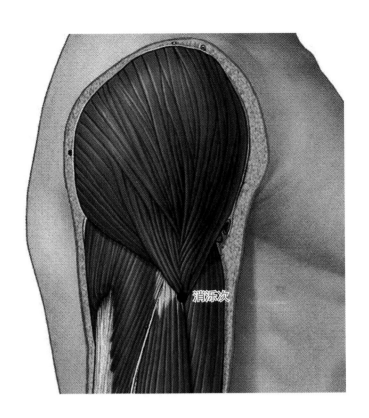

消泺次

消泺次

位　　置	在上臂外侧，当三角肌止点前。
局部解剖	皮肤—皮下组织—臂筋膜—三角肌、肱三头肌肌腱—三角肌腱下滑液囊、桡神经沟—肱骨。布有臂后侧皮神经。其下有桡神经干通过。
主　　治	上臂疼痛，手麻痛，肩周疼痛，颈肩疼痛。
注意事项	（1）浅层结筋点在三角肌层，肱三头肌肌纤维与肌腱结合部。深层结筋点在三角肌滑囊处，或在下方的桡神经沟处。 （2）行恢刺法时，应沿相关肌层肌纤维方向，向上举针。如有触电感时，应提针并改变方向操作。
附　　注	手三阳、足太阳经筋交会。

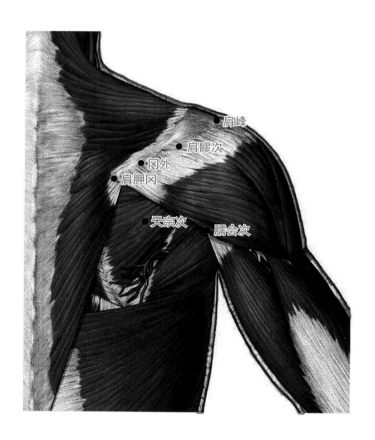

肩峰
肩髃次
冈外
肩胛冈
天宗次
臑会次

臑会次

位　　置	在臂外侧，当三角肌后束下份处。
局部解剖	皮肤—皮下组织—臂筋膜—三角肌后束、肱三头肌—肩胛骨。布有臂后侧皮神经，其下方有桡神经干通过。
主　　治	上臂疼痛，肩周疼痛，颈肩疼痛。
注意事项	（1）浅层结筋点在三角肌后束层。深层结筋点在肱三头肌外侧头起点处。 （2）行恢刺法时，应沿三角肌肌纤维方向，向后上或后下举针。
附　　注	手三阳、足太阳经筋交会。

肩髎次

位　　置	在肩后侧，当三角肌后束于肩胛冈抵止处。
局部解剖	皮肤—皮下组织—肩周筋膜—三角肌中束、后束—肩胛冈。布有锁骨上外侧神经。深层为肩关节囊。
主　　治	肩周疼痛，肩功能障碍，颈肩疼痛。
注意事项	（1）浅层结筋点在三角肌后束中，深层结筋点在三角肌后束于肩胛冈抵止处。 （2）行恢刺法时，应沿三角肌肌纤维方向，向后上或外下举针。不宜深刺进入关节腔。
附　　注	手三阳、足太阳经筋交会。

肩峰

位　　置	在肩外侧，当肩峰端处。
局部解剖	皮肤—皮下组织—皮下滑液囊—肩周筋膜—三角肌中束—肩峰下滑液囊—冈上肌腱—肩关节。布有锁骨上外侧神经。
主　　治	肩关节疼痛，肩外展痛，颈肩疼痛，肩背疼痛。
注意事项	（1）浅层结筋点在皮下滑液囊处。中层结筋点在三角肌中束肌质层。深层结筋点在肩峰下滑液囊处。 （2）行恢刺法时，应沿三角肌肌纤维方向，向下举针。不宜深刺，避免误入关节腔。
附　　注	手三阳、足太阳经筋交会。

冈外

位　　置	在肩后侧，当肩胛冈外份下缘处。
局部解剖	皮肤—皮下组织—皮下滑液囊—肩周筋膜—肩胛下横韧带—肩胛上神经、血管—肩胛骨。布有肩胛上及上臂后外侧皮神经。
主　　治	肩周疼痛，肩背疼痛，颈项疼痛。
注意事项	（1）浅层结筋点在肩胛冈外侧皮下滑液囊处。深层结筋点在肩胛下横韧带层。 （2）行恢刺法时，应沿肩胛上神经及血管走行方向，向下举针。
附　　注	手三阳、足太阳经筋交会。

天宗次

位　　置	在肩背部，正当冈下窝中。
局部解剖	皮肤—皮下组织—胸腰筋膜—冈下肌—肩胛骨。布有胸神经背侧支。
主　　治	肩周疼痛，肩背疼痛，颈肩上肢麻木、疼痛。
注意事项	（1）结筋点在冈下筋膜层或肌层。 （2）行恢刺法时，应沿冈下肌肌纤维方向，向外上方举针。
附　　注	手少阳、太阳、足太阳经筋交会。

肩胛冈

位　　置	在肩后侧，当肩胛骨肩胛冈上。
局部解剖	皮肤—皮下组织—斜方肌—斜方肌下滑液囊—肩胛冈。布有胸$_{2、3}$脊神经后支。
主　　治	颈肩疼痛，肩臂疼痛。
注意事项	（1）结筋点在肩胛冈斜方肌深面。 （2）行恢刺法时，应沿斜方肌肌纤维方向，向内上或外下方举针。
附　　注	手三阳、足太阳经筋交会。

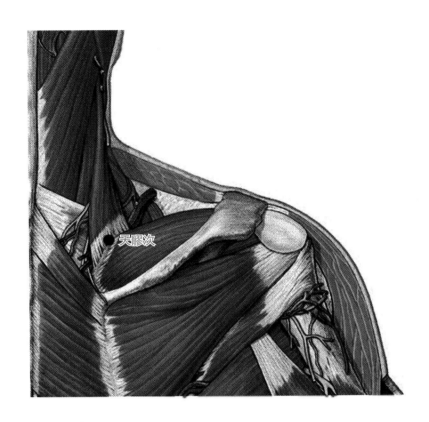

天髎次

位　　置	在背部，当肩胛内上角处。
局部解剖	皮肤—皮下组织—斜方肌—肩胛提肌—肩胛骨。深部为胸腔。布有胸$_1$、$_2$脊神经后支。
主　　治	肩周疼痛，颈项疼痛，颈肩上肢麻木、疼痛，胸闷，头痛，头晕。
注意事项	（1）结筋点在肩胛提肌腱周处。 （2）行恢刺法时，应沿肩胛提肌肌纤维方向，向上或向下举针。
附　　注	手三阳、足太阳经筋交会。

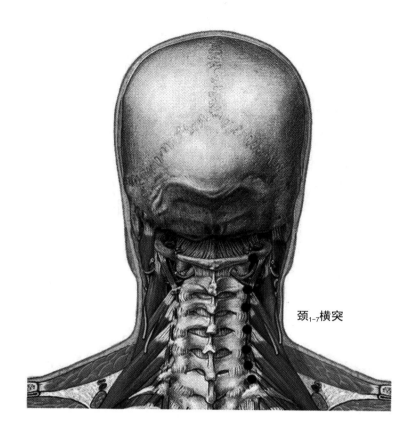

颈$_{1-7}$横突

颈$_{1-7}$横突

位　　置	在颈部，当颈$_{1-7}$横突顶端处。
局部解剖	皮肤—皮下组织—斜方肌、肩胛提肌—头夹肌、颈夹肌—颈椎横突—前、后、中斜角肌。布有颈$_{1-7}$脊神经后支。深部为颈神经根和臂丛神经。
主　　治	颈肩疼痛，肩臂手指麻木，上肢异样感，鱼际肌萎缩。
注意事项	（1）浅层结筋点在头夹肌、颈夹肌及项筋膜层。深层结筋点在颈$_{1-7}$横突浅面和外端，提肩胛肌起点及斜角肌起止点处。 （2）行恢刺法时，应沿诸肌肌纤维方向举针。不宜深刺，如遇有触电感时，应提针，改变方向或停止操作。
附　　注	手、足太阳、少阳经筋交会。

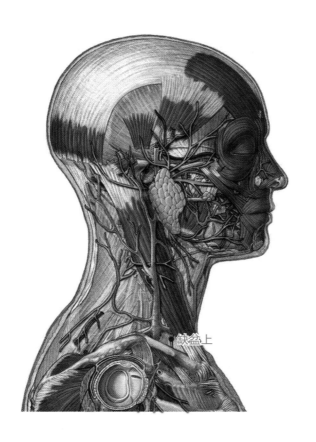

缺盆上

缺盆上

位　　置	在颈部，当锁骨上窝内，胸锁乳突肌锁骨头后缘处。
局部解剖	皮肤—皮下组织—颈阔肌及颈筋膜—胸锁乳突肌，前、中、后斜角肌，臂丛神经。布有颈横神经。颈根深部为胸膜及胸腔、肺尖。
主　　治	颈肩疼痛，上肢及手指麻木，上肢肌肉无力、萎缩。
注意事项	（1）结筋病灶点在前中斜角肌间隙处。 （2）结筋病灶点靠近胸腔，故不宜针刺。可用理筋推拿、物理疗法等无创伤性治疗方法。
附　　注	手、足少阳、太阳、阳明、手太阴经筋交会。

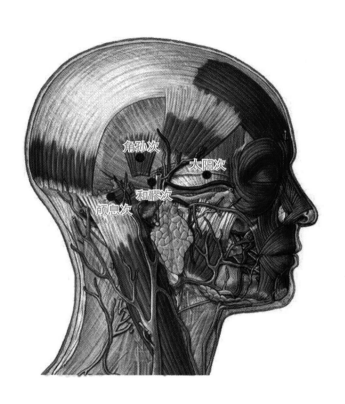

颅息次

位　　置	在头部，当乳突上外缘处。
局部解剖	皮肤—皮下组织—耳后肌、耳大神经、面神经枕支—乳突。布有三叉神经皮支。
主　　治	头痛，耳鸣，耳聋，眩晕。
注意事项	（1）结筋病灶点在耳后肌起点处。 （2）行恢刺法时，应沿耳后肌肌纤维方向，向枕部或耳根部举针。
附　　注	手、足少阳、太阳经筋交会。

角孙次

位　　置	在侧头部，当耳郭上方根部。
局部解剖	皮肤—皮下组织—耳上肌、颞筋膜—颞肌。布有耳郭神经分支，颞浅动静脉前支。深部是颅骨。
主　　治	头痛，耳鸣，耳聋，头晕。
注意事项	(1)结筋点在耳上肌肌腹层，亦可出现在前缘，颞筋膜附着部。 (2)行恢刺法时，应沿耳上肌肌纤维方向，向上或向下举针。
附　　注	手、足少阳、太阳经筋交会。

和髎次

位　　置	在侧头部，当耳前鬓发后缘处。
局部解剖	皮肤—皮下组织—颞筋膜—耳前肌。布有耳颞神经、面神经。
主　　治	偏头痛，耳鸣，耳聋。
注意事项	(1)结筋点在颞筋膜耳前肌层。 (2)行恢刺法时，应沿耳颞神经走行方向，向上或向下举针。针宜细，出针当按压1分钟，防止出血。
附　　注	手、足少阳、太阳经筋交会。

太阳次

位　　置	在侧头部，当颞窝凹陷处。
局部解剖	皮肤—皮下组织—颞筋膜—颞肌—颅骨人字缝、冠状缝、鳞缝交会处。布有耳颞神经、颧面神经。
主　　治	偏头痛，视力疲劳。
注意事项	(1)结筋点在颞筋膜层，或在颞肌深面，与骨缝隆起处。 (2)行长针法恢刺法时，应沿颞肌肌纤维方向，向上下举针。出针应按压1分钟，防止出血。
附　　注	手、足少阳、太阳、阳明经筋交会。

手阳明经筋

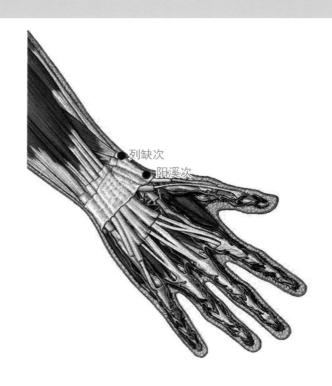

列缺次
阳溪次

阳溪次

位　　置	在腕背侧，当腕横纹桡侧端。
局部解剖	皮肤—皮下组织—前臂筋膜—桡侧腕副韧带—拇指展肌、拇短伸肌肌腱—腕关节。
主　　治	腕部疼痛，腕无力。
注意事项	（1）结筋点在腕横韧带、腕桡侧副韧带层。 （2）行恢刺法时，应沿拇指展肌及桡侧副韧带纤维方向，向上或向下举针。 （3）不宜深刺误入关节腔。
附　　注	手阳明、少阳、太阴经筋交会。

列缺次

位　　置	在腕背侧，当桡骨茎突凹陷中。
局部解剖	皮肤—皮下组织—前臂筋膜—拇短伸肌腱、拇指展肌腱鞘、拇短伸肌、拇指展肌腱—桡骨茎突。布有前臂外侧皮神经、桡神经背侧支。
主　　治	腕部疼痛，腕痛引前臂及拇指疼痛，腕无力。
注意事项	（1）结筋点在拇短伸肌、拇指展肌腱鞘处。 （2）行恢刺法时，应沿拇指展肌腱及桡神经浅支走行方向，向下举针。
附　　注	手阳明、少阳、太阴经筋交会。

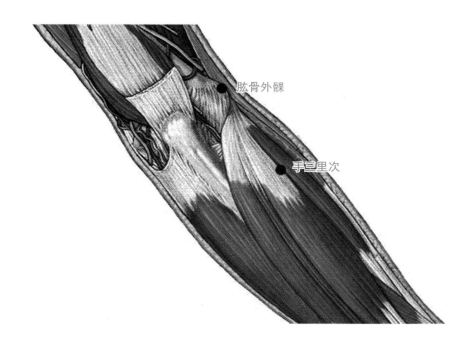

手三里次

位　　置	在前臂桡侧，当指总伸肌与旋后肌交界处。
局部解剖	皮肤—皮下组织—前臂筋膜—桡侧腕长、短伸肌—指总伸肌—旋后肌腱弓—桡骨。有桡神经深支通过，布有前臂皮神经。
主　　治	前臂疼痛，前臂及指腕疼痛，肘关节疼痛，肩关节疼痛。
注意事项	（1）结筋点在旋后肌腱弓层，或在诸指伸肌交界间。 （2）行恢刺法时，应沿桡神经走行方向，向上或向下举针。
附　　注	手阳明、少阳经筋交会。

肱骨外髁

位　　置	在肘部，正当肱骨外上髁处。
局部解剖	皮肤—皮下组织—肘筋膜—桡侧腕长伸肌、指总伸肌、肘肌、桡侧腕长、短伸肌—肱骨外上髁。布有前臂皮神经。
主　　治	前臂疼痛，肘关节疼痛，上肢无力。
注意事项	（1）结筋点在肱骨外上髁处。 （2）行恢刺法时，当沿伸肌肌纤维方向，向下举针。 （3）有骨膜肥厚的，可短刺骨膜以松解之。
附　　注	手阳明、少阳经筋交会。

人体
经筋循行地图

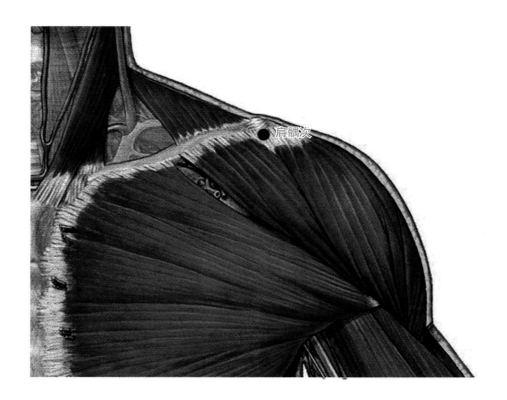

肩髃次

肩髃次

位　　　置	在肩部，肩峰前方锁骨外端三角肌前束抵止处。
局部解剖	皮肤—皮下组织—臂筋膜—三角前、中束—肩关节。布有臂外侧皮神经。
主　　　治	肩周疼痛，胸闷。
注意事项	（1）结筋点在肩峰前缘，三角肌前中束间。 （2）行恢刺法时，应沿三角肌肌纤维方向，向下举针。不宜深刺。
附　　　注	手阳明、少阳、太阴、厥阴、足太阳、少阳经筋交会。

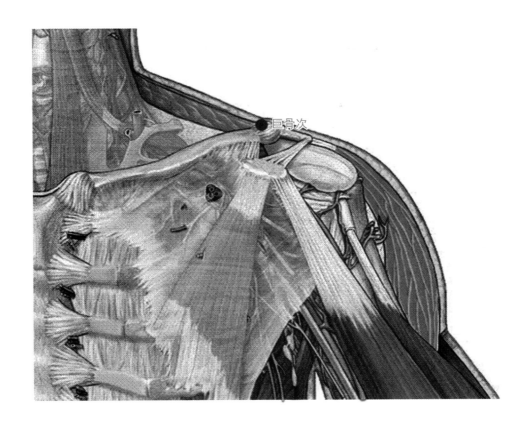

巨骨次

位　　置	在肩前部，当肩锁关节处。
局部解剖	皮肤—皮下组织—胸筋膜—肩锁关节囊—肩锁关节。布有锁骨上皮神经。
主　　治	肩关节疼痛，胸痛，胸闷。
注意事项	（1）结筋点在肩锁关节处。 （2）行恢刺法时，应沿肩锁关节囊向外举针。
附　　注	手阳明、少阳、足太阳经筋交会。

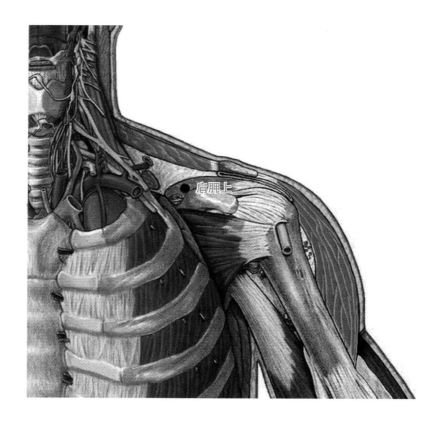

肩胛上

肩胛上

位　　置	在肩部，当肩胛骨上缘，喙突与肩胛内角之间。
局部解剖	皮肤—皮下组织—肩胛上筋膜—斜方肌—肩胛上横韧带—肩胛上神经—肩胛骨上缘。布有锁骨上皮神经。其前方为胸腔。
主　　治	肩周疼痛，肩胛区疼痛，颈项疼痛。
注意事项	（1）结筋点在肩胛横韧带处。 （2）诸针法不宜深刺。 （3）宜采用按摩推拿，弹拨肩胛上韧带处结筋点。
附　　注	手阳明、少阳、足太阳经筋交会。

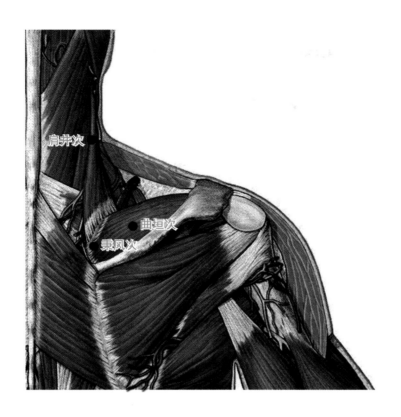

秉风次

位　　置	在肩背部，正当冈上窝中。
局部解剖	皮肤—皮下组织—肩胛上筋膜—冈上肌—肩胛骨。布有锁骨上神经。
主　　治	肩周疼痛，肩外展痛，颈肩疼痛。
注意事项	（1）结筋点在冈上筋膜或冈上肌层。 （2）行恢刺法时，应沿冈上肌肌纤维方向，向内或向外举针。
附　　注	手阳明、少阳、太阳经筋交会。

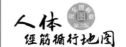

曲垣次

位　　置	在肩部，当肩胛骨冈上窝内缘处。
局部解剖	皮肤—皮下组织—肩胛上筋膜—冈上肌起始部—肩胛上窝。布有胸神经皮支。
主　　治	肩周疼痛，肩外展疼痛，颈肩疼痛。
注意事项	（1）结筋点在肩胛上窝内缘，冈上肌起始部。 （2）行恢刺法时，应沿冈上肌肌纤维方向，向外举针。
附　　注	手阳明、少阳、太阳经筋交会。

肩井次

位　　置	在颈根部，当肩胛内上角直上，斜方肌上束与提肩胛肌交界处。
局部解剖	皮肤—皮下组织—颈筋膜—斜方肌—提肩胛肌—颈椎。布有锁骨上皮神经、颈神经皮支。前内侧为胸腔，有椎动脉、颈总动脉通过。
主　　治	颈肩疼痛，胸闷，头晕，头痛，肩背疼痛。
注意事项	（1）结筋点在颈根部，斜方肌上束与提肩胛肌交界处。 （2）行恢刺法时，应沿提肩胛肌肌纤维方向，向上举针。 （3）不可向前下方深刺，防止误入胸腔，防止误伤颈总动脉、椎动脉。
附　　注	手阳明、少阳、太阳及足太阳、少阳经筋交会。

手 太 阴 经 筋

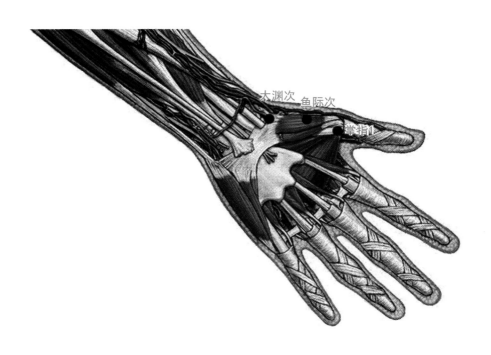

太渊次　鱼际次

掌指1

掌指1

位　　置	在手掌部，当第1掌指关节拇长屈肌腱鞘处。
局部解剖	皮肤—皮下组织—拇长屈肌腱鞘、内外侧子骨—拇长屈肌腱—第1掌指关节。布有指掌侧神经。
主　　治	拇长屈肌腱鞘炎，弹响指，拇指关节痛，拇指引前臂疼痛。
注意事项	（1）结筋点在拇掌指关节两子骨间，拇长屈肌腱鞘处。 （2）行恢刺法时，应沿拇长屈肌腱方向，向上或向下举针。 （3）用针宜稍粗，刃稍锋，针锋至腱鞘层即可，不宜深至肌腱，避免损伤肌腱。 （4）行水针注射疗法时，宜将药液注入腱鞘内。

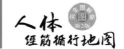
鱼际次

位　　置	在手掌侧，当第1掌骨内侧缘，拇对掌肌，拇收肌抵止处。
局部解剖	皮肤—皮下组织—拇短展肌—拇对掌肌、 拇收肌—第1掌骨。布有指掌侧神经。
主　　治	拇内收疼痛，拇指摄物无力，拇指引前臂疼痛。
注意事项	（1）结筋点在第1掌骨内侧缘，拇对掌肌、收肌抵止点处。 （2）行恢刺法时，应沿相应肌束方向，向内上或内下举针。

太渊次

位　　置	在腕掌侧，当腕横纹桡侧端，桡侧腕屈肌抵止处。
局部解剖	皮肤—皮下组织—前臂筋膜、腕掌侧横韧带—桡侧腕屈肌—腕关节。布有前臂外侧皮神经、桡神经浅支。外侧有桡动脉、桡静脉。内侧为桡神经、正中神经。
主　　治	腕关节疼痛，腕前臂疼痛，腕无力。
注意事项	（1）结筋点在腕掌侧横韧带与桡侧屈腕肌交界处。 （2）行恢刺法时，应沿桡侧屈腕肌腱方向，向上举针。 （3）不可偏向内，更不可横行举针，避免损伤桡动脉、桡静脉和桡神经。
附　　注	手太阴、厥阴经筋交会。

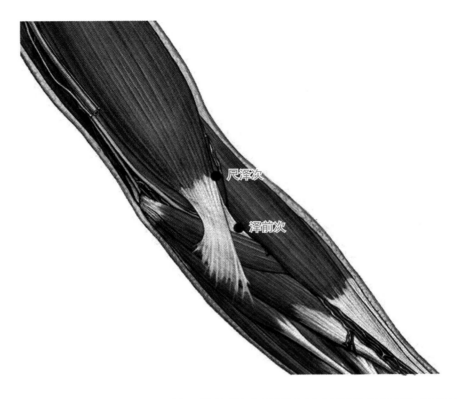

泽前次

位　　置	在前臂掌侧面，当桡骨粗隆处。
局部解剖	皮肤—皮下组织—前臂筋膜—桡侧腕屈肌、肱二头肌腱—肱二头肌腱下滑液囊、尺桡间滑液囊—桡骨粗隆。布有前臂外侧皮神经。
主　　治	前臂疼痛，肩关节疼痛，肘关节疼痛。
注意事项	（1）结筋点在肱二头肌腱下滑液囊或骨间滑液囊处。 （2）行恢刺法时，应沿肱二头肌腱纤维方向，向上或向下举针。 （3）不宜深刺，避免损伤前臂血管和神经。
附　　注	手太阴、厥阴经筋交会。

尺泽次

位　　置	在肘屈侧面，当肱二头肌腱桡侧，肘横纹上。
局部解剖	皮肤—皮下组织—前臂、肘筋膜—肱二头肌腱—肘关节囊—肘关节。布有前臂外侧皮神经，深部有桡神经通过。
主　　治	肘关节疼痛，肘及上臂、肩关节牵引痛。
注意事项	（1）结筋点在肘筋膜层，肱二头肌腱桡侧缘。 （2）行恢刺法时，应沿肱二头肌腱方向，向上或向下举针。不宜深刺，不可误入关节腔。
附　　注	手太阴、厥阴、阳明经筋交会。

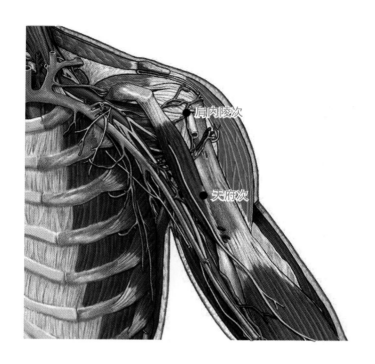

天府次

位　　置	在肩部，当肱骨大结节嵴与肱骨小结节嵴处。
局部解剖	皮肤—皮下组织—上臂筋膜—三角肌前束、胸大肌、大圆肌、小圆肌—肱骨大结节嵴、肱骨小结节嵴。布有臂内侧皮神经。
主　　治	肩关节疼痛，胸闷，气短，胸痛。
注意事项	（1）浅层结筋点在臂筋膜层，深层结筋点在肱骨大结节或肱骨小结节处。 （2）行恢刺法时，应沿肌束方向举针，浅层沿三角肌肌束方向，向内上方举针。深层筋结点应沿胸大肌肌纤维方向，向内或内下举针。
附　　注	手太阴、厥阴、阳明经筋交会。

肩内陵次

位　　置	在肩前部，当肱骨结节间沟中。
局部解剖	皮肤—皮下组织—上臂筋膜—三角肌—结节间横韧带—肱二头肌长头腱鞘—肱二头肌腱—肱骨结节间沟。
主　　治	肩上举疼痛，肩后伸、外展疼痛。
注意事项	（1）浅层结筋点在臂筋膜与肩三角肌肌束间。深层结筋点在结节间沟横韧带与肱二头肌长头腱鞘间。 （2）行恢刺法时，应沿三角肌肌束方向，或肱二头肌长头肌腱方向，向上或向下举针。 （3）行水针注射疗法时，应将药液注入肱二头肌长头腱鞘内。
附　　注	手太阴、厥阴、阳明经筋交会。

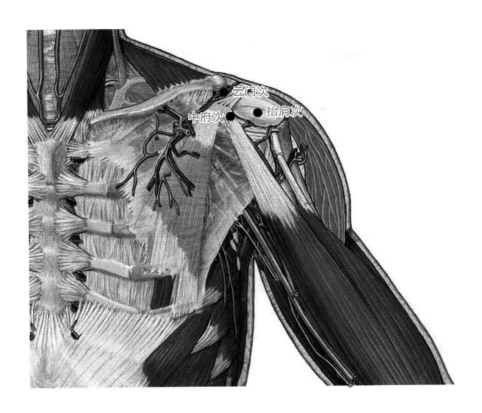

抬肩次

位　　置	在肩前部，当肩关节盂上缘处。
局部解剖	皮肤—皮下组织—上臂筋膜—三角肌—肩关节囊—肱二头肌长头腱—关节盂。布有锁骨上皮神经、臂外侧皮神经。
主　　治	肩关节疼痛，胸闷，胸痛。
注意事项	（1）浅层结筋点在上臂筋膜与三角肌间，或三角肌前束肌质间，深层结筋点在肱二头肌长头抵止处。 （2）浅层结筋点行恢刺法时，应沿三角肌肌束方向，向内上或外下举针。宜用毫针法、推拿法。
附　　注	手太阴、厥阴、阳明经筋交会。

中府次

位　　置	在肩前部，当锁骨中外1/3交点下缘，肩胛骨喙突尖端。
局部解剖	皮肤—皮下组织—胸筋膜—胸大肌—胸小肌、喙肱肌、肱二头肌短头—喙突滑液囊—喙突。布有锁骨上神经、肋间神经。内侧为胸腔，内上方为臂丛及锁骨下动、静脉。
主　　治	肩周疼痛，前胸疼痛，胸闷，上肢麻木、无力，上肢外展疼痛。
注意事项	（1）结筋点在喙突滑液囊处。 （2）行恢刺法时，应沿肱二头肌短头腱方向，向外下举针，不宜向内，避免损伤臂丛神经及锁骨下动、静脉。不宜深刺，防止误入胸腔。 （3）诸针法遇有触电感时，应提针并改变方向操作，避免损伤臂丛神经。
附　　注	手太阴、厥阴、足太阳、少阳经筋交会。

云门次

位　　置	在前胸部，当锁骨中外1/3交点、锁骨下缘外侧处。
局部解剖	皮肤—皮下组织—胸筋膜—胸大肌—喙锁韧带、喙肩韧带、韧带间滑液囊。布有锁骨中间皮神经、胸第1肋间神经。内侧为臂丛神经与锁骨下动、静脉，深层为胸腔。
主　　治	肩周疼痛，胸闷，胸痛。
注意事项	（1）结筋点有喙肩、喙突韧带及韧带间滑液囊处。 （2）行恢刺法时，应沿喙肩韧带向外举针。沿喙锁韧带，向外上举针，不宜深刺，避免误入胸腔。不宜向内举针，避免损伤锁骨下动静脉和臂丛神经。 （3）诸针法遇有触电感时，应提针并改变方向操作，避免损伤臂丛神经。
附　　注	手太阴、厥阴、足太阳、少阳经筋交会。

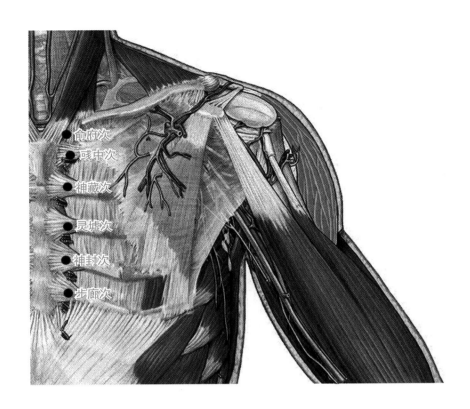

步廊次

位　　置	在胸部，当第5胸肋关节处。
局部解剖	皮肤—皮下组织—胸大肌腱膜、胸肋辐状韧带—胸肋关节。布有胸$_5$脊神经前皮支。深部为胸腔。
主　　治	胸痛，心前区痛，胸闷，哮喘。
注意事项	（1）结筋点在胸大肌于第5胸肋关节起始处。 （2）行恢刺法时，应沿胸大肌方向，向外方举针。 （3）不宜深刺，防止误入胸腔。
附　　注	手三阴、足阳明、少阳经筋交会。

神封次

位　　置	在胸部，当第4胸肋关节处。
局部解剖	皮肤—皮下组织—胸大肌腱膜、胸肋辐状韧带—胸肋关节。布有胸$_4$脊神经前皮支。深部为胸腔。
主　　治	胸痛，胸闷，心前区痛，哮喘。
注意事项	（1）结筋点在胸大肌于第4胸肋关节起始处。 （2）行恢刺法时，应沿胸大肌肌纤维方向，向外上方举针。 （3）不宜深刺，防止误入胸腔。
附　　注	手三阴与足阳明、少阳经筋交会。

灵墟次

位　　置	在胸部，当第3胸肋关节处。
局部解剖	皮肤—皮下组织—胸大肌腱膜、胸肋辐状韧带—胸肋关节。布有胸$_3$脊神经前皮支。深部为胸腔。
主　　治	胸痛，胸闷，心前区痛。
注意事项	（1）结筋点在胸大肌于第3胸肋关节起始处。 （2）行恢刺法时，应沿胸大肌肌纤维方向，向外举针。 （3）不宜深刺，防止误入胸腔。
附　　注	手三阴与足阳明、少阳经筋交会。

神藏次

位　　置	在胸部，当第2胸肋关节处。
局部解剖	皮肤—皮下组织—胸大肌腱膜、胸肋辐状韧带—胸肋关节。布有胸$_2$脊神经前皮支。深部为胸腔。
主　　治	胸痛，胸闷，心前区痛，哮喘。
注意事项	（1）结筋点在胸大肌于第2胸肋关节起始处。 （2）行恢刺法时，应沿胸大肌肌纤维方向，向外举针。 （3）不宜深刺，防止误入胸腔。
附　　注	手三阴与足阳明、少阳经筋交会。

彧中次

位　　置	在胸部，当第1胸肋关节处。
局部解剖	皮肤—皮下组织—胸大肌腱膜、胸肋辐状韧带—胸肋关节。布有胸$_1$脊神经前皮支。深部为胸腔。
主　　治	胸痛，胸闷，咽部异物感。
注意事项	（1）浅层结筋点在胸大肌于第1胸肋关节起始处。 （2）行恢刺法时，应沿胸大肌肌纤维方向，向外举针。 （3）不宜深刺，防止误入胸腔。
附　　注	手三阴与足阳明、少阳经筋交会。

俞府次

位　　置	在胸部，当锁骨与胸骨体外缘交界处。
局部解剖	皮肤—皮下组织—胸大肌腱膜、胸锁乳突肌胸骨头腱膜—胸锁关节囊。布有胸$_1$脊神经后支。深部为胸腔。
主　　治	胸痛，胸闷，咽部异物感，颈项疼痛。
注意事项	（1）结筋点在胸大肌锁骨部、胸肌部起始部。深层结筋点在胸锁关节囊处。 （2）行恢刺法时，应沿胸大肌肌纤维方向，向外举针。 （3）不宜深刺，以防误入胸腔。
附　　注	手太阴与足阳明、少阳经筋交会。

手 厥 阴 经 筋

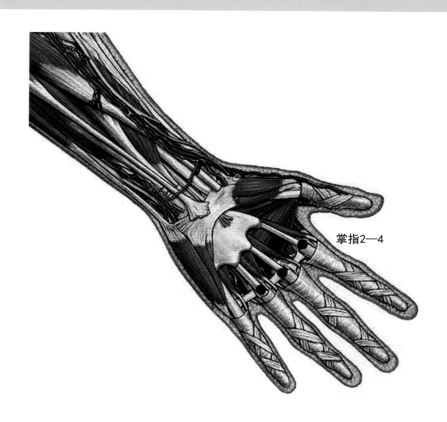

掌指2—4

掌指2—4

位　　置	在手掌侧面，当第 2 — 4 各掌指关节掌侧面处。一共 3 点。
局部解剖	皮肤—皮下组织—掌筋膜—指屈肌腱鞘—指屈肌腱—掌指关节囊—掌指关节。布有指掌固有神经。
主　　治	掌指关节疼痛，屈指肌腱鞘炎，弹响指。
注意事项	（1）结筋点在各掌指关节浅面指屈肌腱腱鞘处。 （2）行恢刺法时，应沿屈肌腱方向，向上或向下举针。不宜深刺，避免损伤屈肌腱，不可误入关节腔。

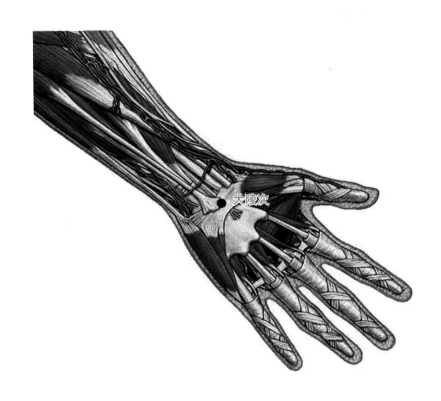

大陵次

位　　置	在腕掌侧面，当腕横纹中点处。
局部解剖	皮肤—皮下组织—掌侧腕横韧带—掌长肌腱，指屈长、短肌腱，正中神经—桡侧腕屈肌腱、腕关节。布有正中神经掌支。
主　　治	腕关节疼痛，腕痛引指痛，手指麻木。
注意事项	（1）结筋点在掌侧腕横韧带与诸屈肌腱间。 （2）行恢刺法时，应沿肌腱、神经走行方向，向上或向下举针。 （3）进针时如出现触电感，应提针并改变方向，以避免损伤神经与血管。
附　　注	手三阴经筋交会。

人体
经筋循行地图

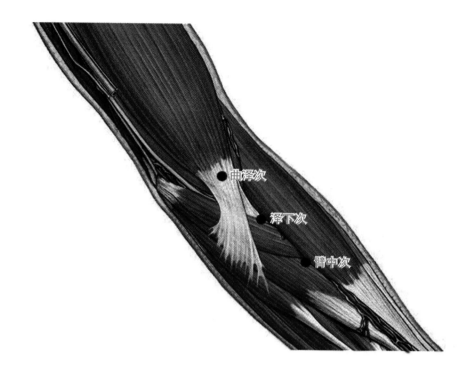

臂中次

位　　置	在前臂屈面中点，当旋前圆肌下缘处。
局部解剖	皮肤—皮下组织—前臂筋膜—桡侧腕屈肌、掌长肌、指总屈肌—旋前圆肌、正中神经、桡动脉、桡静脉。布有前臂外侧皮神经。
主　　治	前臂疼痛，前臂旋转疼痛。
注意事项	（1）结筋点在旋前圆肌与诸屈肌交界处。 （2）行恢刺法时，应沿诸屈肌肌纤维方向，向上或向下举针。
附　　注	手三阴经筋交会。

泽下次

位　　置	在肘部屈面，当尺桡骨间，中上 1／3 处。
局部解剖	皮肤—皮下组织—前臂筋膜—指长屈肌、肱肌、旋前圆肌—尺骨。深部有前臂动脉、臂静脉和正中神经。布有前臂皮神经。
主　　治	前臂疼痛，肘疼痛，前臂腕指麻木。
注意事项	（1）结筋点在指长屈肌与旋前圆肌层。 （2）行恢刺法时，应沿指屈肌肌纤维方向，向外上或向下方举针。
附　　注	手三阴经筋交会。

曲泽次

位　　置	在肘部，当肘横纹中，肱二头肌尺侧缘。
局部解剖	皮肤—皮下组织—肘筋膜—肱二头肌腱、肱动脉、肱静脉、正中神经—肘关节。布有肌皮神经、前臂内侧皮神经。深部为肘关节。
主　　治	肘关节疼痛。
注意事项	（1）结筋点在肘筋膜与肱二头肌交界处。 （2）行恢刺法时，应沿肱二头肌腱方向，向上或向下举针。不宜针向尺侧，避免损伤正中神经及肱动、静脉。
附　　注	手三阴经筋交会。

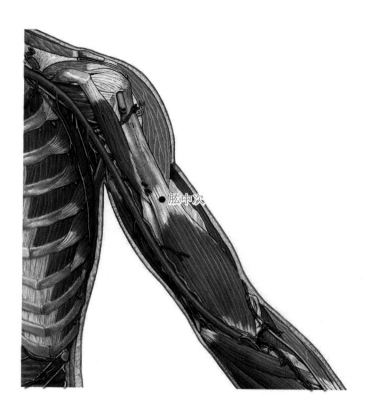

肱中次

肱中次

位　　置	在上臂部，当肱骨屈面中点处。
局部解剖	皮肤—皮下组织—上臂筋膜—肱二头肌—肱肌、喙肱肌—肱骨。布有臂内侧皮神经。深部为肘关节。
主　　治	上臂疼痛，肩痛连肘，肘痛连腕。
注意事项	（1）浅层结筋点在上臂筋膜层，深层结筋点在肱肌与喙肱肌交会处。 （2）行恢刺法时，应沿肱肌肌纤维方向，向下举针。
附　　注	手三阴经筋交会。

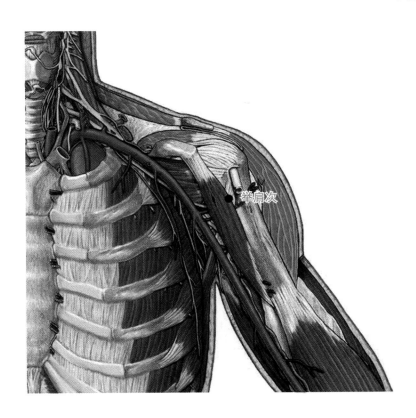

举肩次

位　　置	在腋前部，当喙肱肌肌腹处。
局部解剖	皮肤—皮下组织—臂筋膜—喙肱肌—肩胛下肌腱及滑液囊—肱骨。布有上臂内侧皮神经，内侧有腋动脉、腋静脉、正中神经通过。
主　　治	肩关节痛，肩及肘关节牵扯痛，肩后伸疼痛。
注意事项	（1）浅层结筋点在喙肱肌肌腹层，深层结筋点在外上方，肩胛下肌腱下滑液囊处。 （2）行恢刺法时，应沿喙肱肌肌纤维方向，向下举针。 （3）不宜向内深刺，防止误入胸腔。
附　　注	手厥阴、太阴、少阴与足太阳经筋交会。

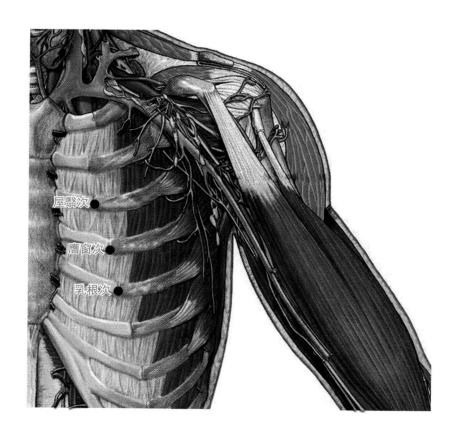

屋翳次

位　　置	在胸部，当第3肋骨与肋软骨结合部。
局部解剖	皮肤—皮下组织—胸大肌—胸小肌—肋骨、肋软骨。布有胸$_2$脊神经皮支。深部为胸腔。
主　　治	胸痛，胸闷，颈肩痛，手麻木、无力。
注意事项	（1）结筋点在胸小肌于第3肋骨与肋软骨结合部抵止处。 （2）行恢刺法时，应沿胸小肌肌纤维方向，向外上方举针。 （3）不可深刺，防止误入胸腔。
附　　注	手三阴、足少阳经筋交会。

膺窗次

位　置	在胸部，当第4肋骨与肋软骨结合部处。
局部解剖	皮肤—皮下组织—胸大肌—胸小肌—第4肋骨。布有胸$_3$脊神经前皮支。深部为胸腔。
主　治	胸痛，胸闷，颈肩疼痛，上肢麻木、无力。
注意事项	（1）结筋点在胸小肌于第4肋骨与肋软骨结合部抵止处。 （2）行恢刺法时，应沿胸小肌肌纤维方向，向外上方举针。 （3）不可深刺，防止误入胸腔。
附　注	手三阴、足少阳经筋交会。

乳根次

位　置	在胸部，当第5肋骨与肋软骨结合部处。
局部解剖	皮肤—皮下组织—胸大肌—胸小肌—第5肋骨、肋软骨。布有胸$_5$脊神经皮支。深部为胸腔。
主　治	胸痛，腹痛，心前区疼痛，颈肩疼痛。
注意事项	（1）结筋点在胸小肌于第5肋骨与肋软骨结合部抵止处。 （2）行恢刺法时，应沿胸小肌肌纤维方向，向外上方举针。 （3）不可深刺，防止误入胸腔。
附　注	手三阴、足少阳、阳明经筋交会。

手 少 阴 经 筋

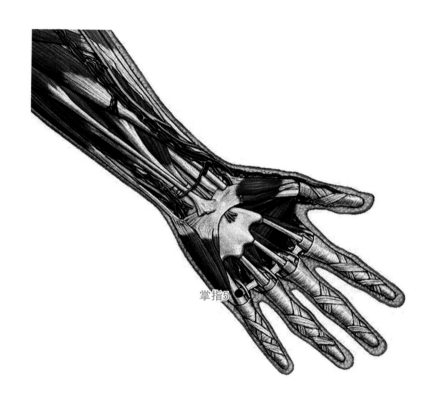

掌指5

掌指5

位　置	在第5掌指关节掌侧面。
局部解剖	皮肤—皮下组织—掌筋膜—第5指屈肌腱鞘—第5指短屈肌腱、第5指长屈肌腱。布有尺神经掌支。
主　治	第5掌指关节疼痛，腱鞘炎。
注意事项	（1）结筋点在小指屈肌腱腱鞘层。 （2）行恢刺法时，应沿小指屈肌腱走行方向，向上或向下举针。

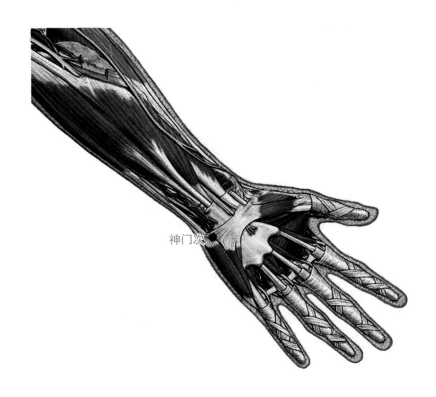

神门次

神门次

位　　置	在腕部掌侧，腕横纹尺侧端，尺侧腕屈肌于腕骨的抵止处。
局部解剖	皮肤—皮下组织—前臂筋膜、掌侧腕横韧带—尺侧腕屈肌腱、尺神经、尺动脉、尺静脉。布有尺神经掌支。
主　　治	腕关节疼痛，腕无力，手指麻木，指腕异样感。
注意事项	（1）结筋点在掌侧腕横韧带下层，尺侧腕屈肌、腕尺侧副韧带抵止处。 （2）行恢刺法时，应沿尺神经走行方向，向上或向下举针。 （3）不宜向桡侧针刺或举针，防止误伤尺神经与血管。
附　　注	手少阴、厥阴、太阳经筋交会。

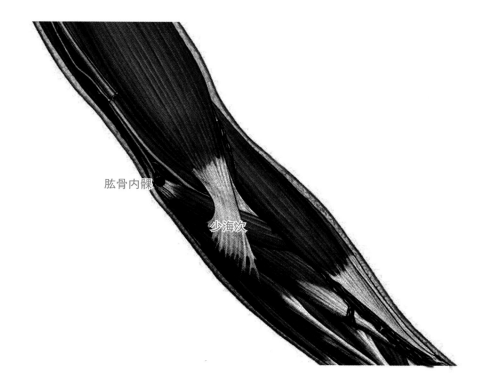

少海次

位　　置	在肘部屈面，肘横纹尺侧端。
局部解剖	皮肤—皮下组织—肘筋膜—肱二头肌腱膜—旋前圆肌、肱肌。布有前臂内侧皮神经。深层为肘关节囊。
主　　治	肘关节疼痛，前臂疼痛。
注意事项	（1）结筋点在肘筋膜层或在肱二头肌腱膜层。 （2）行恢刺法时，应沿肱二头肌腱膜方向，向内上或向外下方举针。
附　　注	手少阴、厥阴、太阳经筋交会。

肱骨内髁

位　　置	在肘部屈面，正当肱骨内上髁处。
局部解剖	皮肤—皮下组织—肘筋膜—尺侧腕屈肌、掌长肌、桡侧腕屈肌、指总屈肌、旋前圆肌、肘肌等诸肌腱—肱骨内上髁。
主　　治	肘关节疼痛，书写肘痛，屈腕疼痛。
注意事项	（1）结筋点在肱骨内上髁诸屈肌附着处。 （2）行恢刺法时，应沿诸屈肌肌纤维方向，向下举针。 （3）注意尺神经异位者，避免尺神经损伤。
附　　注	手少阴、厥阴、太阳经筋交会。

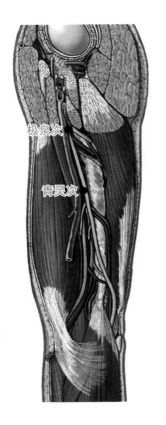

青灵次

位　　置	在上臂尺侧中部，当肱二头肌、肱三头肌肌间沟中。
局部解剖	皮肤—皮下组织—上臂筋膜—上臂内侧肌间沟、肱二头肌、肱三头肌—正中神经、尺神经、肱动脉、肱静脉。深部为肱骨。布有臂内侧皮神经。
主　　治	肩臂疼痛，臂、肘、前臂疼痛、异样感，前臂无力、麻木。
注意事项	（1）结筋点在臂筋膜下，上臂内侧肌间沟处。 （2）行恢刺法时，应沿肌间隙中神经与血管走行方向，向下或向上举针。
附　　注	手三阴、太阳经筋交会。

极泉次

位　　置	在腋窝顶部，当腋动脉搏动处。
局部解剖	皮肤—皮下组织—腋窝筋膜—胸小肌、臂丛、腋动脉、腋静脉、肩胛下肌、肱二头肌—肱骨。内侧为胸腔。布有臂内侧皮神经。
主　　治	肩关节疼痛，颈肩臂麻木、疼痛、无力，手指及腕臂异样感觉。
注意事项	（1）结筋点在腋筋膜层。 （2）取结筋点时，应上臂外展位，沿肱二头肌短头肌腱触及动脉搏动点周围的结筋点。慎用针刺疗法。宜强力推拿法治疗。
附　　注	手三阴、三阳，足太阳、少阳经筋交会。

后 记

经筋理论是针灸学的重要组成部分，经筋病是临床多发病，尤其是在中老年人群中常见，许多顽痛痼痹是经筋积累性损伤的结果，某些经络、内脏疾病也是经筋疾病影响和激惹而致。

经筋的功能"主束骨而利机关"。从现代解剖、生理学分析，十二经筋实际是古代医家从十二条运动力线角度，对人体肌学、韧带学及其附属组织分布规律的总结。肌肉、韧带的起止点及其附属组织是人体活动时的受力点，也是非生理性活动容易损伤的部位，尤其是原本能起保护作用的附属组织，如滑囊、腱鞘、脂肪垫、滑车、籽骨、副支持带、骨性纤维管及神经出入肌肉或筋膜固有神经孔等，是首先承受非生理性损害的组织。长期顽痛痼痹的重要原因是经筋多次损伤和反复修复过程中所形成的粘连、瘢痕即"横络"对经络的机械性卡压，造成难于缓解的气血阻滞，出现长期的津液涩渗、聚沫浸润的结果。具体分析十二经筋所涉及的上述组织的分布，结合临床验证，可以总结出二百余常见"筋结点"。从而为经筋辨证论治开拓了思路，总结出分布规律。治疗的关键是用解结针法，分离横络卡压。即"一经上实下虚而不通者，此必有横络盛加于大经，令之不通，视而泄之，此所谓解结也"。

明·张介宾指出："十二经脉之外而复有经筋者，何也？盖经脉营行表里，故出入脏腑，以次相传；经筋联缀百骸，故维络周身，各有定位。"为了直观地表达"筋结点"与解剖学的关系，便于广大经筋爱好者学习，以及更好地指导临床操作，我们在参考《内经》《经筋理论与临床疼痛诊疗学》的基础上，根据筋结点与神经、血管、肌肉、骨骼的关系编写了这本图谱，系统介绍了二百多个筋结点的解剖位置、功能、主治及注意事项。愿以此书献给广大经筋理论与实践方面的从业人员者，为推动经筋理论发展尽一份绵薄之力。

编 者

【鸣谢】在本图的编写过程中，得到中国工程院程莘农院士、王永炎院士、石学敏院士，中国针灸学会刘保延会长、李维衡名誉会长、杨金生秘书长，世界针灸联合会邓良月主席、王雪苔名誉主席，中国中医科学院针灸研究所朱兵所长，针灸医院吴中朝院长、张鸥教授，香港中医骨伤学会颜祖荣会长的大力支持和帮助。中国针灸学会经筋专业委员会主任委员薛立功教授对图的绘制倾注了大量心血。赵瑞国、高庆霞两位医师做了大量的工作，在此表示衷心感谢！